国家出版基金项目
NATIONAL PUBLICATION FOUNDATION

总策划　复旦大学医学科普研究所

总主编　樊　嘉　院士　董　健　所长

# 康复专家

## 聊健康热点

吴　毅　张　颖
（主　编）

U0198488

# 上海科学技术文献出版社
Shanghai Scientific and Technological Literature Press

图书在版编目（CIP）数据

康复专家聊健康热点 / 吴毅，张颖主编． —上海：上海科学技术
文献出版社，2024

（医学专家聊健康热点．复旦大健康科普丛书 / 樊嘉，董健主编）
ISBN 978-7-5439-9057-9

Ⅰ．①康…　Ⅱ．①吴…②张…　Ⅲ．①康复医学　Ⅳ．① R49

中国国家版本馆 CIP 数据核字（2024）第 075331 号

书稿统筹：张　树
责任编辑：王　珺
封面设计：留白文化

康复专家聊健康热点

KANGFU ZHUANJIA LIAO JIANKANG REDIAN

吴　毅　　张　颖　主编
出版发行：上海科学技术文献出版社
地　　址：上海市淮海中路 1329 号 4 楼
邮政编码：200031
经　　销：全国新华书店
印　　刷：商务印书馆上海印刷有限公司
开　　本：720mm×1000mm　1/16
印　　张：15.25
字　　数：191 000
版　　次：2024 年 10 月第 1 版　2024 年 10 月第 1 次印刷
书　　号：ISBN 978-7-5439-9057-9
定　　价：68.00 元
http://www.sstlp.com

# 丛书编委会

总主编：樊　嘉（中国科学院院士、复旦大学附属中山医院
　　　　院长）

　　　　董　健（复旦大学医学科普研究所所长、复旦大学附
　　　　属中山医院骨科主任）

编委会委员（按姓氏笔画排序）：

丁　红　　王　艺　　毛　颖　　仓　静　　李　娟　　杨　震　　吴　炅

吴　毅　　汪　昕　　张　颖　　陈　华　　林　红　　周　俭　　姜　红

洪　维　　徐　虹　　高　键　　虞　莹　　丁小强　　马晓生　　王小钦

王达辉　　王春生　　亓发芝　　任芸芸　　华克勤　　刘天舒　　刘景芳

江孙芳　　孙建琴　　孙益红　　李小英　　李益明　　余优成　　沈锡中

宋元林　　陈海泉　　季建林　　周平红　　周行涛　　郑拥军　　项蕾红

施国伟　　顾建英　　钱菊英　　徐辉雄　　郭剑明　　阎作勤　　梁晓华

程蕾蕾　　臧荣余　　漆祎鸣　　谭黎杰

# 本书编委会

主　编：吴　毅　张　颖

副主编：沈雪彦　黄璞峰　刘加鹏　丁珊珊　朱玉连　乔　蕾

编　者（按照姓氏笔画排序）：

| 王　琰 | 王　锴 | 王卫宁 | 王怡圆 | 王彦旻 | 王富荣 | 王婷玮 |
| 白玉龙 | 朱俞岚 | 刘　罡 | 刘凤至 | 刘思宇 | 刘洪涛 | 羊健中 |
| 许　颖 | 李　放 | 李文昊 | 李亚丽 | 杨国辉 | 吴军发 | 吴琦琳 |
| 余　子 | 余克威 | 邹　悦 | 闵慧娟 | 汪　泱 | 沈　莉 | 陆　菲 |
| 陆蓉蓉 | 陈许昊 | 陈海芸 | 周憬元 | 赵　娟 | 俞　龙 | 姚　悦 |
| 倪卫东 | 徐冬艳 | 高天昊 | 曹左君 | 章云枫 | 梁　丹 | 韩　旭 |
| 舒晓燕 | 谢　臻 | 甄丽君 | 解二康 | 管　翀 | 管华宗 | 黎　蒙 |
| 潘静娴 | | | | | | |

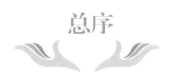

# 总序

　　上海医学院创建于 1927 年，是中国人创办的第一所"国立"大学医学院，颜福庆出任首任院长。颜福庆院长是著名的公共卫生专家，还是中华医学会的创始人之一，他在《中华医学会宣言书》中指出，医学会的宗旨之一，就是"普及医学卫生"。上海医学院为中国医务界培养了一大批栋梁之材，1952 年更名为上海第一医学院。1956 年，国家评定了首批，也是唯一一批一级教授，上海第一医学院入选了 16 人，仅次于北京大学，在全国医学院校中也是绝无仅有。1985 年医学院更名为上海医科大学。2000 年，复旦大学与上海医科大学合并组建成复旦大学上海医学院。历史的变迁，没有阻断"上医"人"普及医学卫生"的理念和精神，各家附属医院身体力行，努力打造健康科普文化，形成了很多各具特色的科普品牌。

　　随着社会的发展，生活方式的改变，传统的医疗模式也逐渐向"防、治、养"模式转变。2016 年，习近平主席在全国卫生与健康大会上强调"要倡导健康文明的生活方式，树立大卫生、大健康的观念，把以治病为中心转变为以人民健康为中心"。自此，大健康的概念在中国普及。所谓"大健康"，就是围绕人的衣食住行、生老病死，对生命实施全程、全面、全要素地呵护，是既追求个体生理、身体健康，也追求心理、精神等各方面健康的过程。"大健康"比

"健康"的范畴更加广泛，更加强调全局性和全周期性，需要大众与医学工作者一起参与到自身的健康管理中来。党的二十大报告提出"加强国家科普能力建设"，推进"健康中国"建设，"把人民健康放在优先发展的战略地位"，而"健康中国"建设离不开全民健康素养的提升。《人民日报》发文指出，医生应把健康教育与治病救人摆在同样重要的位置。健康科普的必要性不言而喻，新时期的医生应该是"一岗双责"，一边做医疗业务，同时也要做健康教育，将正确的防病治病理念和健康教育传播给社会公众。

为此，2018 年 12 月 26 日，国内首个医学科普研究所——复旦大学医学科普研究所在复旦大学附属中山医院成立。该研究所由国家科技进步二等奖获得者董健教授任所长，联合复旦大学各附属医院、基础医学院、公共卫生学院、新闻学院等搭建了我国医学科普的专业研究平台，整合医学、传媒等各界智慧与资源，进行医学科普创作、学术研究，并进行医学科普学术咨询和提交政策建议、制定相关行业规范，及时发布权威医学信息，打假网络医学健康"毒鸡汤"，改变网络上的医疗和健康信息鱼龙混杂让老百姓无所适从的状况，切实满足人民群众对医学健康知识的需求，这无疑是对"上医精神"的良好传承。

为了贯彻执行"大健康"理念和建设"健康中国"，由复旦大学医学科普研究所牵头发起，组织复旦大学上海医学院各大附属医院的专家按身体系统和"大专科"的分类编写了这套"医学专家聊健康热点（复旦大健康科普）丛书"，打破了以往按某一专科为核心的科普书籍编写模式。比如，将神经、心脏、胃肠消化、呼吸系统的科普内容整合，不再细分内外科，还增加了肿瘤防治、皮肤美容等时下大众关注的热门健康知识。本丛书共有 18 本分册，基本涵盖了衣食住行、生老病死等全生命周期健康科普知识，也关注心理和精神等方面的健康。每个分册的主编均为复旦大学各附属医院著名教授，都是各专业的领军人物，从而保证了内容的权威性和科学性。

  丛书中每个小标题即是一个大众关心的医学话题或者小知识，这些内容精选于近年来在复旦大学医学科普研究所、各附属医院自媒体平台上发表的推文，标题和内容都经过反复斟酌讨论，力求简单易懂，兼具科学性和趣味性，希望能向大众传达全面、准确的健康科普知识，提高大众科学素养和健康水平，助力"健康中国"行动。

樊嘉

中国科学院院士

复旦大学附属中山医院院长

董健

复旦大学医学科普研究所所长

复旦大学附属中山医院骨科主任

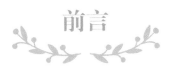

# 前言

　　当今社会，健康已成为人们最为关注的话题之一。随着医学科技的飞速发展，各种疾病的防治与康复手段日新月异，健康知识的普及与更新显得尤为重要。为了满足广大读者对健康知识的迫切需求，我们精心编写了《康复专家聊健康热点》一书。

　　作为"医学专家聊健康热点（复旦大健康科普）"丛书的一种，本书聚焦于康复医学领域，旨在通过康复专家的视角，向读者传递科学、准确、实用的健康知识，帮助大家更好地了解和掌握健康生活的要点。在内容编排上，我们力求全面、系统，同时又注重实用性和可读性，确保读者能够轻松理解并应用所学知识。

　　本书内容丰富多样，从康复医学是什么，可以做些什么开始，一步步带领读者走进康复医学的世界。书中分神经、骨关节、内脏及产后、儿童康复等内容，系统地介绍了常见疾病的康复知识。同时，本书针对当前社会关注的健康热点问题，如健身锻炼、体态改善、老年护理等，进行了深入浅出的阐述。

　　本书内容特色鲜明，主要体现在以下几个方面：

　　1. 科学性。本书内容精选或改编自复旦大学医学科普研究所、复旦大学附属华山医院、徐汇区中心医院自媒体平台发布的科普文章，并进行了进一步编辑审校，能够确保书中内容的科学性和准确性。

2.实用性。书中内容紧跟康复医学领域的最新研究动态，涵盖了康复医学的多个热点话题，如运动康复、神经康复、心理康复等，为读者提供了前沿的健康知识。同时，我们还配以视频和丰富的图片，帮助读者更直观地理解相关内容，从而更好地指导自己的健康管理和疾病康复。

3.可读性。本书采用了通俗易懂的语言，避免了过于专业的术语和复杂的句式，使读者能够轻松阅读并理解书中内容。同时，采用大字号印刷，方便老年人阅读。

在成书过程中，我们得到了复旦大学医学科普研究所的大力支持，各位编者在百忙之中抽出时间撰写、审校稿件，为本书的顺利完成付出了辛勤汗水。在此，我们向所有参与本书编写的专家表示衷心感谢！

读者可以根据自己的兴趣和需求，选择性地阅读相关章节，也可以按照顺序阅读，加强对康复医学这门学科的了解。我们也鼓励读者在阅读过程中积极思考，与书中的内容进行互动，将所学的知识运用到实际生活中去。同时，也欢迎大家将本书推荐给更多的朋友和家人。我们相信，通过本书的学习，读者一定能够收获更多的健康知识，为自己的健康保驾护航。

期待广大读者能从此书中受益并享受阅读的乐趣。

吴毅

复旦大学附属华山医院康复医学科教授

主任医师，博士生导师

张颖

复旦大学附属徐汇区中心医院康复医学科

主任医师，硕士生导师

2024 年 5 月

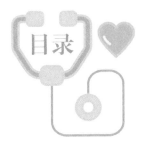

总序 ·············································································1

前言 ·············································································1

## 康复医学热点问题

**康复医学可以做些什么?** ····································2

  让生命更有尊严的康复医学 ·····························2

  科学康复,评估在先 ·········································6

  康复理疗知多少? ···········································9

  运动疗法和按摩是一回事吗? ·························14

  吞咽治疗,让"美食经口享"不是梦 ···············17

  言语治疗真的只是学说话这么简单吗? ···········19

  作业治疗,助您回家 ·······································22

  中医传统康复在现代康复中大放异彩 ···············26

  辅具,康复的好帮手 ·······································28

**康复医学的"新武器"** ····································31

  "氧"护生命,高压氧舱欢迎您 ·······················31

  上肢机器人:"钢铁侠"让康复更炫酷 ···············35

  初识神经音乐疗法 ·········································38

  镜像疗法——展开想象的翅膀 ·························41

"神奇"贴布预防运动损伤 ……………………………… 43

一步到"胃",吞咽障碍的患者也可以体面优雅 ………… 46

康复医生还能做些什么? ………………………………… 49

## 常见疾病康复热点问题

**神经康复** ………………………………………………… 52

卒中偏瘫后,如何科学"动"起来? …………………… 52

躯干——卒中偏瘫康复的灵魂 ………………………… 55

足够平衡,不要轻易对辅具说 NO ……………………… 59

交流板,失语症患者的工具 …………………………… 61

卒中患者也要练呼吸 …………………………………… 64

卒中后认知障碍,怎么预防和康复? ………………… 67

卒中患者护理小知识——手脚应该怎么放? ………… 72

"不倒翁"防跌小妙招 …………………………………… 75

脑外伤康复的三个阶段 ………………………………… 78

脊髓损伤康复知多少? ………………………………… 81

"帕"不怕,改善帕金森患者冻结步态的小技巧 ……… 85

重现健康微笑,远离"口眼歪斜"面瘫脸 …………… 87

重症肌无力患者如何进行家庭护理? ………………… 90

**骨关节康复** ……………………………………………… 95

"颈"然有序,活力无限 ………………………………… 95

"躺平"不是应对颈椎病的正确姿势 ………………… 98

"肩痛"不都是"肩周炎"惹的祸 …………………… 102

冰冻肩也要多运动 ……………………………………… 105

不打网球,"网球肘"也能找上门 …………………… 107

都是"勤劳"惹的祸——"鼠标手" ………………… 109

膝盖总是疼?这些情况,可能是髌骨软化症 ………… 112

肘关节异位骨化知多少？…………………………………115

跟腱炎——浅谈阿喀琉斯之痛…………………………118

伤筋动骨 100 天，"葛优躺"可以吗？………………121

股骨颈骨折内固定术后的居家康复……………………125

全髋关节置换术后康复新解……………………………128

人工膝关节置换术后康复的那些事……………………131

"下巴掉了"怎么办？……………………………………138

**内脏及产后康复**……………………………………………141

新冠肺炎、老慢支，如何拯救受损的肺功能？………141

从"心"开始——冠心病的运动康复…………………144

和"糖友"聊如何运动助力控糖？……………………147

肿瘤康复：生命的延续与品质的提升…………………149

乳腺癌康复，术后也可"乳"此美丽…………………153

生完就会松？产后真正该修复的是这里………………158

如何应对产后腰痛？……………………………………161

幸福的二宝妈咪，请警惕腹直肌分离这道"坎"……163

**儿童康复**……………………………………………………165

脑瘫患儿的康复路………………………………………165

"足"以影响全身………………………………………167

别让孩子的脊柱走"弯"路……………………………174

产瘫宝宝的上肢康复……………………………………176

儿童成长中需要关注的足部问题………………………185

生长痛的是是非非………………………………………188

健康管理与运动指导热点问题

**居家康护**……………………………………………………192

老年人居家防跌倒………………………………………192

长期卧床，如何预防并发症发生？ ················195

居家时如何让胃管畅通无"堵"？ ················197

胃管，想说拔你不容易 ························199

选正确的拐，走潇洒的路 ······················201

和尿管说再见，间歇性导尿来助力 ··············204

科学运动 ···································208

如何科学健身？ ·····························208

腹肌马甲线，中看不中用？ ····················210

瑜伽开胯与骶髂关节 ·························212

预防跑步猝死，您走"心"了吗？ ···············215

学会这几招，让运动"损友"出局 ··············218

昂首阔步，大步流星，走路也有大学问 ···········220

健康生活 ···································222

环境调整一小步，健康生活一大步 ··············222

改善体态，不盲目跟风，得对症下药 ············225

千里之行，始于"足"下——如何选一双合脚的鞋？ ·········228

**No.** 1656815

# 处方笺

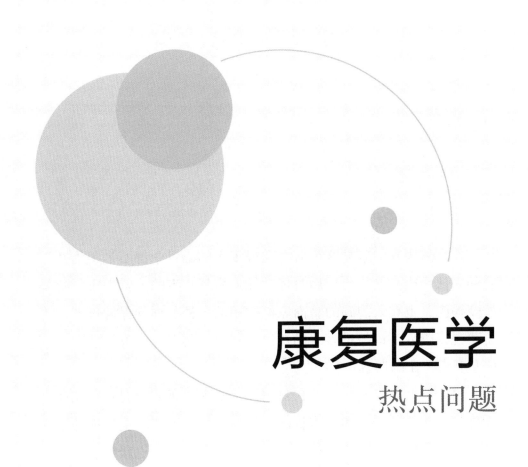

# 康复医学
## 热点问题

医师：_____

临床名医的心血之作……

康复医学可以做些什么？

# 让生命更有尊严的康复医学

## 什么是康复？

什么是康复？康复这个概念在很多人的心目中都不是很清楚。有的人认为康复是指患病后身体功能的恢复；有的人觉得康复就是按摩捏脚；也有人想到的是商家们推销的各种各样的保健仪器。不得不说，康复一词经过多年的热议，概念变得混乱，也导致大家对康复具有一定的误解。

国际卫生组织（WHO）1981年对"康复"的定义是：应用所有措施，旨在减轻残疾和残障状态，并使他们有可能不受歧视地融入社会。简单地说，康复就是令具有功能障碍的患者克服功能障碍、回归日常生活的过程。

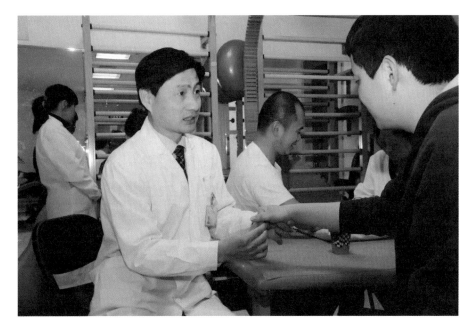

图1 吴毅教授为患者进行康复评估

什么叫做功能障碍呢?

众所周知,健全的身体让我们能够游刃有余地完成每天的衣食住行等活动,这些活动反映的就是我们的功能。然而,因为外界损伤、年龄衰老、疾病等原因,我们也许会失去某些功能,比如说老人的行动不便,比如说残疾人无法生活自理等,这些就称为功能障碍。功能障碍者很难再融入社会,他们有的因为残疾无法参加工作,有的因为年龄大需要家人时刻保护,有的甚至已经瘫痪在床。而康复正是以功能障碍为核心,采用综合措施,强调功能训练、再训练,最终提高患者的生活质量,从而令患者回归社会。康复能够让功能障碍者重新回到正常人的生活,因此康复对他们来说就显得非常重要。

康复的对象到底有哪些呢?

**1. 老年人**

我国的人口老龄化进程正在加快。数据显示,截至 2021 年底,我国 60 岁及以上的老年人口总数达 2.67 亿人,占总人口比重达 18.9%,中国已成为世界上老年人口总量最多的国家。预计到 2035 年,我国 60 岁以上老年人口将突破 4 亿,占比将超过 30%。资料表明:老年病患者中约有 50% 需要康复医学服务。据统计,我国的老年人的身体均有不同程度的退变(包括内脏、肌肉、骨关节)和功能障碍,老年人的残疾率也在增加。家家户户都有老人,如何让老人安度晚年成为全社会和每个家庭都不得不去思考的问题。因此,老年人的康复变得尤为重要。

**2. 残疾人**

据世界卫生组织统计,全世界目前的各种残疾者约占总人口的 10%,并以每年 1500 万人的速度递增。我国 1987 年的抽样调查表明,言语、智力、视力、肢体和精神残疾者占总人口的 4.9%,分布在 18% 的家庭中。但是,这一调查未包括慢性病、内脏病、老年退行性病而致的严重功能障碍者。康复治疗是改善残疾者躯体、内脏、心理和精神状态的重要手段,也是预防残疾发生、发展的重要手段。

**3. 慢病患者**

主要是指各种内脏疾病、神经疾病和运动系统疾病患者。这些患者往往由于疾病而减少身体活动,并由此产生继发的功能衰退,例如慢性支气管炎导致的肺气肿和全身有氧运动能力降低,类风湿关节炎患者的骨关节畸形导致功能障碍等。这些问题除了需要临床医疗之外,进行积极的康复治疗,常常有助于改善患者的躯体和心理功能,减轻残疾程度,提高生活独立性。

### 4. 疾病或损伤急性期及恢复早期的患者

许多疾病和损伤需要早期开展康复治疗，如物理理疗，可以促进功能障碍的恢复，并防治继发的功能障碍。像骨折后在石膏固定期进行肌肉的等长收缩运动，有利于骨折的愈合，预防肌肉萎缩、减少关节功能障碍；心肌梗死后的早期运动治疗，有助于减少并发症，维护心功能，是使心肌梗死患者住院时间减少到 3~5 天的关键措施之一。

随着科技进步的脚步日益加快，康复医学的未来也令人充满期待。随着各种先进的机器人技术、便携式穿戴技术、大数据信息化等高新技术的不断应用，康复医学在未来一定会让更多困扰患者的功能障碍问题迎刃而解，让患者"病而不残、残而不废"，以积极的态度、更好的状态重新回归自己的家庭、工作与社会。

（韩旭　吴毅）

# 科学康复，评估在先

康复医学关注的核心是患者的功能障碍恢复问题，为提高他们的生活质量而竭尽全力。随着精准医学概念的提出，康复医学也越发重视康复治疗中的精准化、个性化。科学康复，评估在先。只有通过"精准定位与评估"，找到患者病根所在和在病情程度的基础上做出"精准诊断"，才能真正地做到"精准康复"，达到提高患者的生活质量、回归社会、回归家庭的最终目的。

华山医院浦东院区曾收治过一位 30 岁的男性脑外伤术后患者，入院时肢体运动功能障碍、吞咽功能和言语功能障碍，全身多处还留置各种导管，情况非常严重。康复医师基于评估在先的原则，首先对患者进行 MRI 检查精准定位，确定是双侧额颞叶的损伤。随后进行了一系列精准的康复评定和诊断，确定他的吞咽功能障碍是由咽喉部环咽肌痉挛所导致的。针对这种情况，康复团队采用了精准康复治疗——球囊食管扩张治疗技术，结合咽喉部电刺激治疗，治疗 1 周后，患者的吞咽功能得到极大的改善，最后患者的鼻饲管顺利拔除，可以自行饮食和饮水。对于气管插管、导尿管、留置静脉管等，康复团队也用同样的思路——顺利拔除；同时加强患者坐位训练、站立位训练、行走训练、日常生活活动能力（ADL）训练。

最后患者全部脱管，顺利出院，患者日常生活可以完全自理。

还有一位 70 多岁的老太太，因为行动能力减弱、动作缓慢来华山医院就诊。康复医师为她进行了运动能力评定、步态分析等一系列精确康复评定，又经过脑部 MRI 检查，发现患者还合并有多发性脑梗死。康复医学科邀请了神经内科专家一起会诊，最终精准诊断其所患为帕金森病，合并小脑部位的多发性脑梗死。在多学科专家的努力下将康复治疗技术和针对性药物相结合，为她制订了详细的治疗方案，1 个月后，患者受损的行走能力得到了快速的恢复，不仅日常生活能够完全自理，3 个月后还充满自信地随团旅游国内六省，毫无困难。

通过上述两个案例，希望大家对科学康复的体系有了更加直观的认识。以前我们对脑损伤的患者进行康复治疗，不知道康复治疗后脑部功能情况如何？脑部损伤的预后情况如何？但现在我们可以通过功能磁共振（fMRI）等技术手段对大脑神经功能可塑性的恢复进行研究，了解康复治疗主要作用机制在哪里，知道脑部损伤的预后如何，这样大大提高了康复治疗的效果，以及预后判断的准确性。

对于大家来说，需要将以下两点牢记于心。

首先一定要"早"。早期评定功能、早期开始康复是十分重要的。我们遇到过一些患者错过了康复治疗的最佳时间，一年甚至两年后才想起来康复，关节骨骼可能已经发生了畸形，或者已经无法说话了，甚至已经残疾，这时候再接受康复治疗，效果就会大打折扣。一般来说，脑创伤和脑卒中患者在术后的 2~3 天，就可以在康复医生的帮助下开始进行早期康复训练了。

二是精准康复。要根据功能障碍，找到最恰当的康复治疗方法。如今的康复治疗早已不再是简单的理疗了。康复治疗包括言语、吞咽、运动、两便控制等许多功能的精准康复，效果已越来越好。当然，这些都建立在早期评估的基础之上，尽早地评估有助于功能障碍诊断，制订更精确有效的治疗方案，并通过动态评估的方式反馈治疗效果，为每一位患者制订最合适的个体化康复治疗方案。

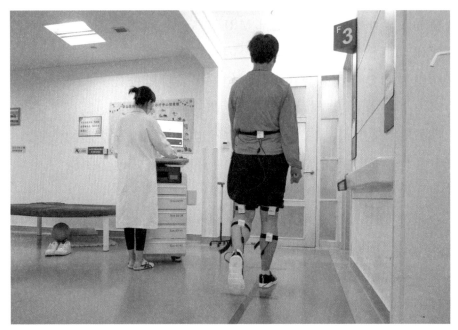

图2　步态评估

（余子　吴毅）

# 康复理疗知多少？

## 什么叫作"理疗"？

理疗，即物理因子治疗，是利用声、光、电、磁等物理因子作用于人体，来达到保健、预防、治疗和康复的目的。

理疗有悠久的历史。公元前 2 世纪前，《黄帝内经》中便有对水疗等理疗方式的记载。随着科技进步，人类逐渐能够掌握、利用各种物理因子，为理疗的发展打下了基础。

## 理疗的种类和特点

理疗种类繁多，总体上可以分为两大类。

一类是应用天然物理因子，诸如日光疗法、空气浴疗法、森林浴疗法、海水浴疗法、气候疗法、矿泉疗法等。

另一类是应用人工物理因子，主要有电疗（如低频电疗法、中频电疗法、高频电疗法）；光疗（如紫外线疗法、红外线疗法、激光疗法）；声疗（如超声波疗法）；磁疗（如静磁疗法、脉动磁疗法）；热疗（如蜡疗法、热气流疗法）以及冷疗（如冷敷、冷水浴疗法）等。

理疗有如下特点：

### 1. 起效快

如热水浴发汗，冷水浴降温，低、中频电治疗急性扭挫伤，温热治疗痉挛，常能立刻收效，患者顿时感到轻快。

### 2. 无创无痛

许多理疗因其无损伤、无痛苦，所以患者能很快适应。

### 3. 副作用少

理疗的副作用很少，紫外线照射引起红斑、电刺激出现皮肤刺痒等，都属于正常反应，对患者并无危害。

### 4. 疗效持久

多次理疗的疗效可以产生叠加和积累的作用。疗程结束后，一般还有一定的后续作用。

### 5. 对环境污染小

理疗防病治病，是在保证安全的条件下进行的。无论是应用电、光、声、磁等物理因子，还是应用冷、热、机械波等物理因子，大多采用中、小剂量，对人体不产生伤害，对环境也不构成污染。

## 理疗有什么治疗作用？

不同的理疗方法治疗的作用也不同，总的来说有以下几种作用：

### 1. 消炎

除了某些物理因子可以直接杀灭病原微生物，理疗还可以改善微循环、加速炎性组织排出并增强人体免疫。

### 2. 镇痛

通过消除炎症、提高痛阈或者导入镇痛麻醉类药物，物理因子治疗在处理各种急、慢性疼痛时往往有不错的效果。

### 3. 缓解痉挛

热能起到放松的作用，因此各种热疗，或者有温热效应的电疗

（如微波、超短波）和光疗（如红外线）可以有效地放松肌肉，缓解痉挛。

**4. 软化瘢痕，松解粘连**

蜡疗、超声波疗法都可以改善结缔组织的弹性和延展性，可以软化瘢痕和组织粘连。

除此以外，理疗还有镇静催眠、兴奋神经肌肉、加速伤口愈合、骨痂形成等作用。

人人都适合做理疗吗？

理疗的作用很多，不过也不是人人都适合做理疗。例如具有出血倾向、传染性疾病、癫痫、高热、恶性肿瘤等疾病的患者，某些理疗就不适合。一些局部有金属、结核灶或植有心脏起搏器的患者，在物理因子的选择上要谨慎。某些特定部位如心前区、颈动脉窦区、眼睛、孕妇腰腹部、青少年骨骺段等，在理疗选用上都需谨慎。

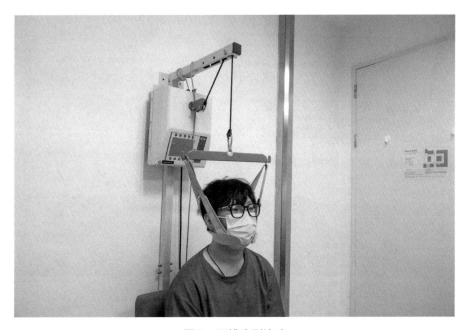

图 3　颈椎牵引治疗

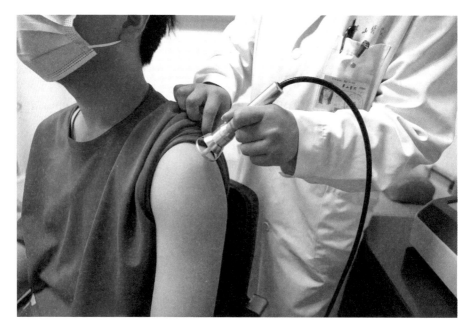

图4 激光治疗

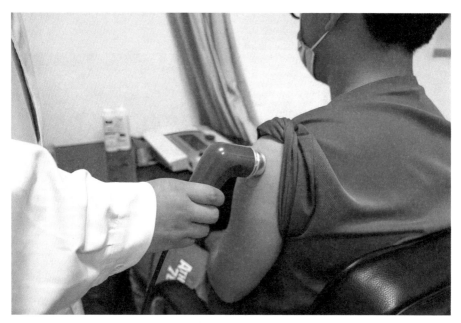

图5 超声波治疗

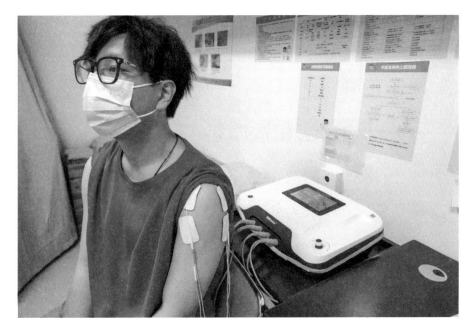

图 6　中频电疗

（韩旭　章云枫）

# 运动疗法和按摩是一回事吗？

对于这个问题，可以肯定地回答——运动疗法≠按摩！

康复是对存在功能障碍的患者提供预防、诊断、评估、治疗、训练等的医学服务。其目的是使患者、伤者、残疾人在身体、精神、社会、职业等方面得到康复，消除或减轻功能障碍，帮助他们发挥残留功能，恢复其生活能力、工作能力以重新回归社会。它以运动疗法为主要治疗方法。运动疗法是指徒手或利用器械和仪器来治疗肢体功能障碍，通过主动、被动、抗阻及牵伸等方式，针对由于各种疾病所导致的运动功能障碍的治疗手段。包括：关节功能训练、肌力训练、有氧训练、平衡训练、步行训练、姿势矫正等内容。运动疗法多为主动性的康复治疗，不仅应用于运动功能障碍的治疗，还可以矫正运动姿势异常。运动疗法的目标是通过有效的身体训练，提高身体功能，提高生活质量。

而推拿按摩是以中医经络腧穴理论为指导，以各种手法技巧或器械为作用力，直接作用于人体表面的特殊部位，用推、拿、按、捏、揉等多种形式的手法，达到舒筋活骨、推行气血、消除疲劳、扶伤止痛、祛邪扶正、调和阴阳的目的。

通俗一点讲，运动疗法更强调也更希望患者在治疗师辅助或指导下进行主动运动。而按摩多半是按摩师发力，用手法帮助患者解

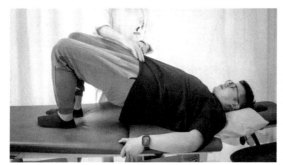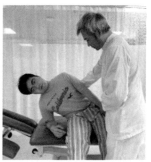

图 7　运动疗法

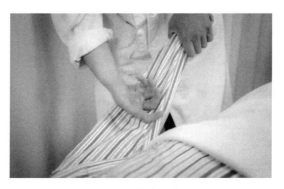

图 8　推拿按摩

决问题，患者是被动接受。

运动疗法 = 按摩，为什么这么多患者都会有这样的误解？

最容易产生误解的是在疾病的重症阶段或早期阶段。由于患者配合程度差，运动治疗以被动关节活动度的维持为主，用皮肤的感觉刺激，体位的被动转移等多种手段使患者被动接受康复治疗。而按摩是用手在患者身体的表面实施推、按、捏、揉，以促进血液循环，通经络穴位，调整神经功能。在上述阶段，两者的治疗技术似乎有些类似，都是被动运动，都是在患者的体表实施刺激。但运动疗法还运用了关节活动度的训练、体位摆放、被动站立、呼吸训练等治疗手段以防止关节挛缩、提高患者心肺功能、达到尽早离床、减少并发症、促进功能恢复的目的。同时在早期康复中还强调进行患者主动运动的诱发，调动患者的主动参与性。而这些是按摩做不到的，也是按摩所替代不了的。

在肢体功能逐渐恢复后，运动疗法开始进行例如主动的体位变换、抗阻运动、步行训练等。治疗过程中，必须要求患者主动参与，并且反复练习与记忆，这时候便很少有家属来告诉我们说这是按摩了。

总的来看运动治疗和按摩技术在一些手法上是有相似重叠的部分。运动疗法吸取了按摩的部分技术，但在方法和作用上远远多于按摩，更能满足患者的康复需求！

（羊健中　乔蕾）

# 吞咽治疗，让"美食经口享"不是梦

吞咽障碍的常见原因为支配吞咽的脑区或神经受损，如脑卒中、脑创伤、颅内肿瘤等。患者主要表现为进食困难、饮水呛咳及自主咳嗽异常等，从而导致吸入性肺炎、脱水及营养不良。吞咽障碍除了影响患者的营养吸收和疾病转归，长期放置鼻饲管或胃造瘘管来摄取营养也会影响患者和家人的心理状态和生活质量。吞咽治疗旨在恢复或提高患者吞咽功能，改善患者日常生活活动能力，减少并发症。

目前针对吞咽障碍的治疗方法主要分为以下几种：

**舌压抗阻反馈训练：**利用舌压测定器展示压力值，让患者做舌压抗阻活动时直观感受舌肌的上抬能力，不断体会，掌握吞咽过程的操作要领，增加舌肌上抬的幅度和力量，通过本体感觉反馈改善患者对舌肌的控制、协调能力。

**吞咽神经肌肉 / 舌肌低频电刺激：**通过对口面或咽喉部肌肉施加低强度脉冲电流，兴奋神经或吞咽肌群，使之进行类似吞咽的运动，促进吞咽反射弧功能重建与恢复，从而改善吞咽能力。舌肌低频电刺激是将刺激仪连接浸泡过生理盐水的棉棒，直接放置舌肌内，促进舌肌功能恢复，同时改善患者口腔期功能和言语清晰度。

**导管球囊扩张技术**：通过将球囊导管插入食管内，利用球囊注水或注气产生的压力牵拉扩张环咽肌，缓解局部紧张，使食物易于通过。

**间歇性经口插管进食技术**：间歇性将导管经口或鼻通入食管内，使患者保证营养，避免了由于长期留置鼻饲管引起的并发症以及患者不适的情绪体验。

**超声和肌电图及球囊联合引导下环咽肌肉毒毒素注射**：上食管括约肌不能及时松弛，引起口咽部的咽下困难，称为环咽肌功能障碍。由于环咽肌较难在体外定位，所以通过超声、肌电图和球囊联合引导进行环咽肌肉毒毒素注射，松弛环咽肌。

**星状神经节阻滞技术**：主要方式为向星状神经节及周边组织注入药物，阻滞交感神经的节前或节后纤维，调节交感神经功能，促进吞咽功能恢复。

**非侵入性神经调控技术**：借助设备，通过兴奋神经元诱导脑可塑性的改变，激活大脑相对应的吞咽执行功能，改善吞咽功能。重复经颅磁刺激和经颅直流电刺激是目前使用最为广泛的两种干预措施。

（王怡圆　王婷玮）

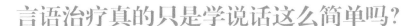

# 言语治疗真的只是学说话这么简单吗?

言语治疗是什么?

言语治疗,主要是对脑卒中、颅脑创伤、小儿脑瘫、脑肿瘤和脑膜炎等各种原因引起的失语症、构音障碍等言语语言障碍进行评估、治疗。言语治疗师通过评估,诊断言语语言障碍的类型、严重程度以及患者残存的交流能力,并给予相应的治疗,最大限度地改善和恢复患者的社会交往能力。

言语训练的内容有哪些?

言语治疗和训练是语言治疗的核心,包括言语理解训练、口语表达训练、阅读训练、书写训练、构音运动训练、语音清晰度训练、吞咽障碍的训练、言语交流替代系统的应用训练、认知训练及与语言交流相关的心理训练。

言语训练的常用方法

**1. 发音器官锻炼**

如舌的运动(向前伸出、舌向左右侧运动、卷舌、舌在口内旋转），以克服舌尖、舌根运动不灵活；鼓气练习，声带振动练习。

**2. 语言训练**

治疗师从语音检查中查出患者难发的音和容易发错的音，示教某一语言的发音部位和口形，发出正确语音令患者模仿并耐心教导矫正，宜用个别辅导法，包括用音素分解法和拼音法进行训练。

**3. 用语练习**

纠正患者的错误语言，耐心教导日常用语，可通过问答进行训练。

**4. 说出物体名称训练**

以日常生活用小物品或图画逐一提问，患者不懂回答时，给予指导，令其模仿说出物品名称，反复练习。

**5. 读字训练**

出示简繁不等的字词卡片，可引导患者读出该字词的音。

**6. 手法介入**

对一些言语障碍的患者，可以利用传统医学手法帮助其改善有关构音的运动功能受限。此方法适合用于运动性构音障碍，特别是重症患者。

**7. 计算机辅助言语训练**

如利用一些构音评估与训练系统，其设计遵循相关汉语语音及构音特点，针对汉语声母和韵母，涵盖汉语中不同声韵母组合进行训练。通过反复地进行声音模仿和纠正训练，患者能调整自己的舌位、口型，找到正确的发音部位。

**8. 辅助器具的使用**

有时可以给患者戴上腭托，以改善鼻音化构音。

**9. 替代方式**

患者重度言语障碍，很难达到正常的交流水平时，就要考虑使用替代交流方式，如手势、交流板、言语交流器和辅助沟通技术等。通过一对一训练，根据患者情况，如病症的程度、障碍的侧重面、语言功能等制订个人计划，帮助患者更好康复。

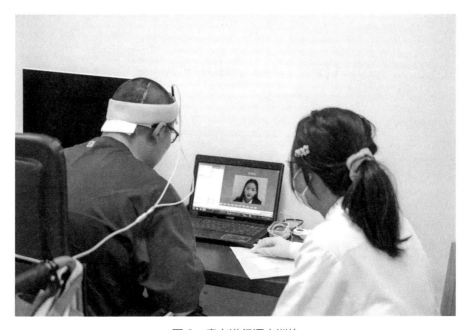

图9　患者进行语言训练

（刘凤至）

# 作业治疗，助您回家

## 什么是作业治疗？

作业治疗，在康复治疗领域，是康复治疗师针对不同程度功能受损的患者，应用日常生活、工作和娱乐相关的作业活动，以提高患者生活与劳动能力为目的，对患者进行评估、训练和治疗，在帮助患者回归家庭生活的同时，引领患者回归社会大家庭。

作业治疗作为康复医学的重要组成部分，发源于欧洲启蒙时代，至今发展已较为成熟，常应用于脑卒中、疼痛、抑郁、焦虑等疾病的康复阶段中。

## 作业治疗的种类

作业治疗的种类按照功能可以分为六大类。

第一类是功能性作业治疗，又称日常生活活动训练，内容一般分为基本日常生活活动（如穿衣、如厕）与工具性生活（如家务劳动）。

第二类是职业作业治疗，包括职业前评定、职业前训练以及职业训练。比如职业为程序员的上肢运动功能障碍患者安排键盘敲击训练。

第三类是娱乐活动，包括娱乐及游戏活动评定与治疗。比如为喜爱牌类运动的认知功能障碍患者安排扑克牌、麻将等相关的作业活动，在加强治疗趣味性的同时提高患者的主观参与度。

第四类是作业宣教和咨询，作业治疗师在疾病康复过程中给予患者及其家属指导建议，帮助患者养成良好的健康行为，作业宣教和咨询贯穿于疾病康复的始终。

第五类是环境干预，比如在下肢力量不足的患者家中卫生间的地板上与马桶旁分别安装防滑垫与无障碍扶手。

第六类是辅助技术，比如协助下肢截肢患者配置个性化的假肢，并教会患者正确使用假肢的方法，尽最大可能恢复其行走能力。

## 作业治疗的特点

相比于物理治疗、言语治疗等其他类型的康复治疗，作业治疗侧重于疾病造成患者在日常生活中遇到的困难和障碍以及适应社会的能力，是一个要求患者发挥主观能动性配合作业治疗师完成新的或失去的技能学习与再学习的治疗过程，以此不断提高患者的自我照顾、工作及娱乐活动能力。

## 作业治疗技术

神经发育疗法，常用于促进脑部学习与肢体功能，如强制性运动疗法、镜像治疗等。

机体功能恢复疗法，常用于改善肌力、关节活动度、协调性等功能，如上肢自主活动度训练可以改善患者肩关节主动活动度、增加患侧上肢与健侧协调性。

残余功能最大化疗法，如安装假肢并进行训练等，可提高患者的行动与社会参与能力。

日常生活能力训练疗法，如指导患者翻身、起坐、穿衣等，通过对患者的日常生活行为进行训练，以提高生活能力与质量。

工作能力训练疗法，以患者的工作性质，模拟工作环境来恢复和提高患者的工作能力。

儿童发育性作业疗法，常用于促进儿童及发育障碍患儿的正常发育，包括感知运动、感觉统合、游戏娱乐等训练方式。

精神支持疗法，目的在于减轻患者的抑郁、恐惧、焦虑等负面情绪，及时给予患者心理上的支持与治疗，提高患者康复的信心。

### 作业治疗的适应证

作业治疗的类型与技术繁多，凡是需要提高躯体运动功能、生活自理、工作能力、改善心理状态的患者均可以接受作业治疗，常进行作业治疗的患者人群包括但不仅限于：神经系统疾病，如脑卒中、颅脑创伤、脊髓损伤、帕金森病；骨科疾病，如截肢、骨折术后；儿科疾病，如脑瘫、孤独症，但需根据患者实际情况选择合适的作业治疗技术与方案。

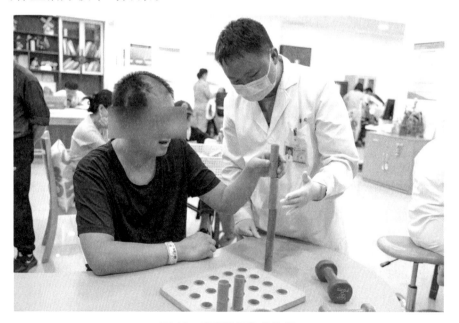

图 10　患者进行作业治疗

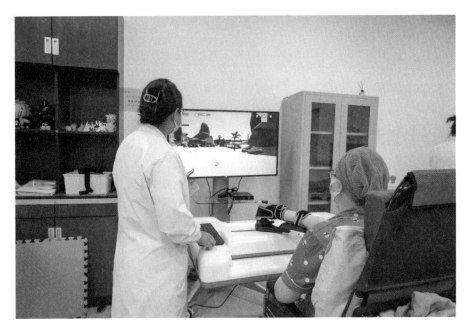

图 11　患者通过上肢机器人进行作业训练

（韩旭）

# 中医传统康复在现代康复中大放异彩

随着现代医学的进步，很多危急重症患者经过积极救治，生命得以挽救，但却遗留了身体功能障碍，甚至伴随一系列心理问题，使患者难以回归社会。而针对此类问题，康复医学可帮助患者更快、更好地恢复功能，在维护身心健康，提高生活品质等方面发挥着越来越重要的作用。

现代康复医学的蓬勃发展并不是否认或颠覆中医传统康复，如今更多的是将现代康复医学与中医传统康复相结合，以达到最佳的康复治疗效果，那应该如何利用现代康复医学体系来发展传统康复医学呢？

中医传统康复包括针灸、推拿、拔罐、功法等，其与现代康复在治疗方法上有诸多相似之处，如物理因子治疗是指以各种物理因子包括光、电、磁、热、声波等进行治疗，类似于中医艾灸、拔罐、中药熏洗等，两者常结合使用，相辅相成。

以卒中后肢体功能障碍为例，卒中引起患者肢体活动不利伴感觉减退，临床常使用针刺结合红外线疗法，针刺可有效刺激患肢肌肉神经，联合红外线疗法可改善气血循环，减少肌肉痉挛从而起到改善肢体功能的作用。在皮肤病康复中，药浴疗法（或中药熏洗）是较为常用的治疗手段，在患者泡浴中加入适量煎煮好的药汁，不仅可以改善皮肤不适症状，又可以促进血液循环，加速肌体新陈代谢，对疾病的缓解有积极的意义。

此外，传统功法如太极拳、易筋经、八段锦等，与现代康复中物理治疗中的运动疗法亦有异曲同工之妙，两者均对肢体功能的维持和改善有一定帮助。如传统功法融合现代康复医学形成的施氏十二字养生功可滋养筋骨关节，用于防治慢性筋骨病；传统太极通过动作改良应用于帕金森及脑卒中患者的平衡及姿势控制训练；六字诀应用于呼吸功能异常及脑卒中后构音功能障碍的治疗，易筋经和八段锦应用于心脏康复等。

中医传统康复结合现代康复的临床实践取得的良好成效已被国内外康复界认可并接受。继承和发扬中医传统康复，借鉴现代康复医学经验，融合现代康复医学技术与手段，发展具有中国特色的康复医学体系势在必行。中医传统康复在兼容并蓄中不断焕新升级，将以新的临床视角审视问题，新的身份参与临床决策，为进一步拓宽传统医学未来的应用前景奠定基础。

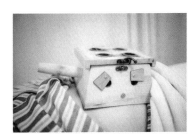

图 12　艾灸

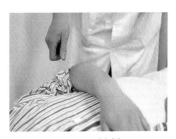

图 13　针刺

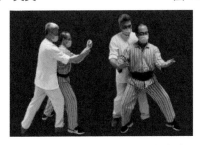

图 14　太极拳应用于脑卒中偏瘫

（管华宗）

# 辅具，康复的好帮手

辅助器具是指提供给功能障碍者使用的器具。功能障碍者包括但不限于残疾人、老年人、伤患者。辅助器具可对身体功能障碍者的结构和活动起保护、支撑、训练、测量或代替作用；可防止其损伤、活动受限或参与受限。针对存在各类功能障碍患者常用的辅具如下：

教育和技能训练的辅助器具：用来改善个人的能力和身体、精神及社会活动的表现，如训练用的楼梯。

矫形器和假肢：矫形器是用在体外，矫正神经肌肉和骨骼系统的结构和功能特性的装置，支撑神经肌肉、骨骼或有关运动功能而附加到身体的；假肢是用在体外，替代人体缺失的某一部位的全部或部分的装置。比如：踝足矫形器、假肢、装饰假体和矫形鞋。

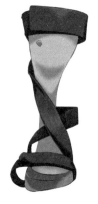

自理活动和自我参与的辅助器具：个人的日常护理，包括洗涤和烘干自己，照顾自己的身体和身体部位，穿衣和保护自己的身体。比如：淋浴椅、坐便器、吃饭自助具、穿衣自助具等。

图 15　踝足矫形器

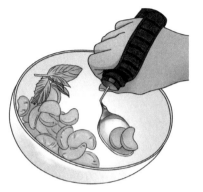

图 16　吃饭自助具

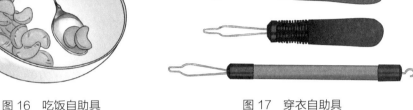

图 17　穿衣自助具

个人移动及转移辅助器具：帮助个人在室内和室外移动的能力，可以从一个地方转移到另一个地方。比如：电动轮椅、助行器和拐杖等。

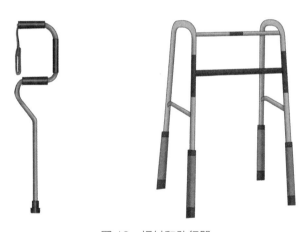

图 18　拐杖和助行器

家务活动的辅助器具：帮助个人去完成家庭和日常活动及任务的能力，照顾个人和其他家庭人员以及协助他人。

环境改善的辅助器具：为方便移动和定位而放置在建筑环境中，添加到建筑环境中的家具和其他产品，包括在公共建筑和私宅场所内为方便出入的产品。比如扶手、镜子等。

沟通和信息管理的辅助器具：帮助个人通过语言、标志和符号进行交流，进行对话包括看、听、读、写、通话、发信号和报警的装置和信息技术。比如：助听器、助视器等。

操作物体和器具的辅助产品：帮助个人需要移动或操纵一个对象。比如：老人捡拾工具。

就业和职业培训的辅助器具：为帮助一个人从事工作和职业培训的辅助器具。

娱乐和休闲的辅助器具：促进个人参与任何形式的游戏、运动或爱好，或其他的娱乐和休闲的辅助器具。

辅助器具是康复必不可少的工具，是康复的好帮手。但有很多患者认为过多使用辅具，导致过分依赖，影响功能恢复。其实这个观点是错误的。辅具在不具备相关能力的时候，可以帮助进行各项活动；而且合理使用辅具，也避免了患者自身代偿加剧出现错误运动现象，达到减少他人过多帮助，提升生活质量的目的。当患者能力逐步提升后，我们就可以逐步减少辅具帮助，不会存在依赖的现象。

（倪卫东　张颖）

## 康复医学的"新武器"

# "氧"护生命，高压氧舱欢迎您

在康复医学科，还有一种手段叫作高压氧治疗，在针对某些急、慢性缺血缺氧性疾病和因缺氧引起的继发性疾病中具有独特的治疗效果，被越来越多的人认识。这篇文章带您了解这种独特的疗法。

不了解高压氧治疗？先看图！

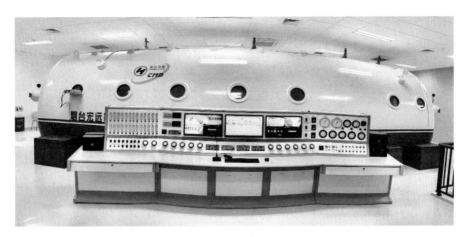

图 19　高压氧舱整体结构

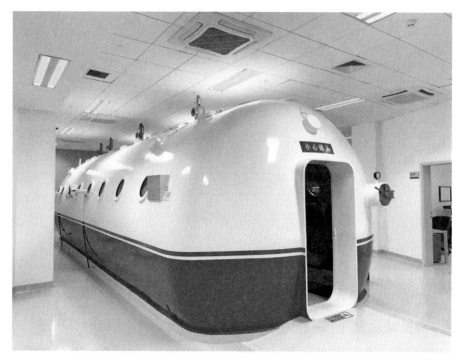

图 20　高压氧舱外部结构

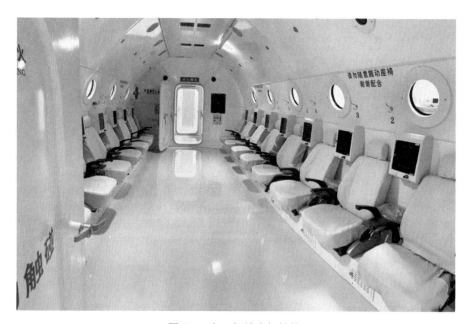

图 21　高压氧舱内部结构

高压氧治疗最早起源于潜水医学。治疗期间患者在密闭的压力容器内，在超过一个大气压的环境下吸入纯氧治疗疾病。

高压氧治疗包括 3 个阶段：加压阶段、稳压阶段、减压阶段。一次治疗约 120 分钟。舱内先进的通信和视频监控系统可以让医护人员清楚观察到每一位患者的状态，并可以实时对话。

### 它可以用于哪些疾病的治疗呢？

高压氧的适应证包括急性一氧化碳中毒、突发性耳聋、缺血缺氧性脑病、高原适应不全症等，还可用于脑血管病、颅脑损伤、脊髓损伤、面神经炎、周围神经炎等。近年来，还用于治疗病毒感染后的呼吸功能障碍。

### 哪些疾病不适宜做高压氧治疗？

高压氧治疗的绝对禁忌证包括：未经处理的气胸；同时服用抗肿瘤药物（如博来霉素、顺铂、阿霉素）、双硫仑；早产和（或）低体重的新生儿。

相对禁忌证包括：胸部外科手术围手术期；中耳手术围手术期；呼吸道传染性病毒感染；未控制的癫痫；高热；先天性球形红细胞症；幽闭恐惧症；颅底骨折伴脑脊液漏；妊娠 3 个月以内；未控制的高血压、糖尿病；闭角型青光眼；肺大疱；心动过缓；未处理的活动性出血；结核空洞；严重肺气肿；新生儿支气管肺发育不良。

### 高压氧治疗中有哪些注意事项？

（1）进入氧舱，不穿戴化纤衣裤等可能产生静电火花的衣物，应穿戴全棉或抗静电材质的衣物。不宜使用油性大、易挥发的化妆品，不在舱内穿脱衣物、梳头等。

（2）禁止携带打火机、电动玩具、手机、手表、助听器、车钥匙、隐形眼镜、活动性假牙、保温杯等易燃、易爆、易损物品进舱。

（3）不要随意触碰舱内的阀门、开关、按钮等设施。

（4）不乱扔脏物或随地吐痰，不携带味道过重的食物进舱，保持舱内空气清新。

（5）加压时因为气压作用可能会出现耳闷、耳胀等症状，请及时做张嘴、咀嚼、吞咽、打哈欠、捏鼻鼓气等咽鼓管开启动作，如有不适，及时告知医护人员。

（6）稳压阶段戴好面罩，平静吸氧，可适当加深呼吸幅度，但不要加快呼吸频率。

（7）减压阶段不要屏气和剧烈咳嗽。

（韩旭　梁丹　王卫宁）

# 上肢机器人："钢铁侠"让康复更炫酷

穿戴"盔甲手臂"，通过电脑游戏模拟上肢训练……这是每天发生在华山医院浦东院区康复医学科的场景。

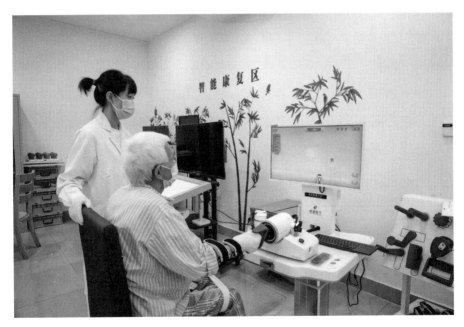

图 22　上肢康复机器人

突发脑梗死的秋先生，在康复 1 年后，功能康复到了瓶颈期：左侧上肢的活动度和肌肉力量虽然都能保持稳定，但是协调性和控制力很弱，特别是腕关节和手指抓握能力比较差。因为很难看到明显的进步，秋先生对康复产生了消极的情绪。

上肢机器人，就是在这个时候走进秋先生的生活的！

在华山医院康复医学科，秋先生尝试了"上肢机器人"。经过层层"考验"，他最终被"选拔"成了"钢铁侠"！

上肢机器人是一种智能手臂矫形器。"他"将人体的上肢合理地分为肩部、肘部、前臂、手掌等不同的关节部位，设置了 20 个不同的小游戏。患者可以在康复医学科医生的帮助下，根据自己的个人情况和喜好，选择 1 项或多项任务进行练习，最终制订合理的康复计划。

康复早期，秋先生的肩部和肘部肌肉控制力比较差，康复治疗师为他选择了肩部康复的小游戏。经过近 4 个月的训练，秋先生的肩部和肘部的稳定性得到了很大的提升，慢慢开始进入腕部及手的练习。

游戏情境可以激起患者参与治疗的积极性。在上肢机器人的系统里，治疗师可以根据患者的进步水平加大或减少游戏难度，每次游戏完成后都会有系统、客观且合理的评分。通过秋先生的数据可以发现，整个上肢的功能都在稳步上升。根据这些数据分析，治疗师可以进行更有效的针对性治疗。

那么，哪些人适合成为"钢铁侠"呢？

上肢机器人主要适合脑卒中后偏瘫、多发性硬化、脑瘫、臂丛神经手术恢复中、脊髓损伤、创伤性脑损伤、肘部和肩部关节假体置换、肌肉疾病、帕金森病及其他运动障碍疾病、上肢运动失调、神经病变（如格林－巴利综合征）、肱骨骨折的患者。

很多患者遇到治疗瓶颈期时心态受到影响。康复医学科有很多

"炫酷"的康复机器人，借助科技的力量，信任康复团队，坚持长期、规律、针对性地康复训练，一定会有所收获。

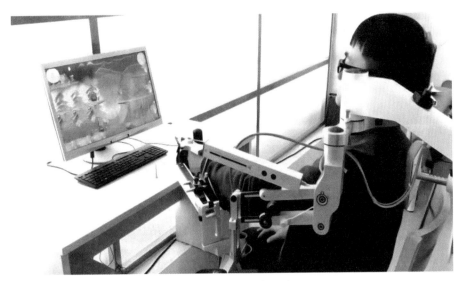

图 23　上肢康复机器人

（韩旭　徐冬艳　曹左君）

# 初识神经音乐疗法

神经音乐治疗，是指治疗性地使用音乐帮助神经系统疾病的患者，恢复认知、感觉、运动、言语方面的功能。

神经音乐疗法共包含三大类技术：言语技术、认知技术、感觉运动技术。在康复治疗中最常用到的一类技术是言语技术，共8种疗法，简述如下：

**旋律音调疗法（MIT）**：适合无认知障碍的表达性失语患者，采用适合语句情绪的旋律和节拍，将功能性语句唱出来，引导患者一起唱。

**音乐性的言语刺激（MUSTIM）**：适合表达性失语伴有认知障碍的患者。唱患者熟悉的歌曲或将日常用语唱出来。

**节奏言语信号（RSC）**：适合流畅障碍、口吃、构音障碍患者。用节拍器打节拍，让患者一个节拍一个音节地说出句子，逐渐进阶到有节奏地说出句子。

**声音音调治疗（VIT）**：适合声音控制障碍的患者，让患者跟着乐器唱音阶，从半音阶逐渐拓宽音域。

**口腔运动和呼吸练习（OMREX）**：适合构音障碍、肌肉萎缩、言语呼吸控制障碍等患者，用合适的乐器训练口部肌肉运动，如用口琴训练呼吸，给患者节奏感、期待感。

**通过音乐开展言语及语言训练（DSLM）**：适合言语发育迟缓的儿童，用熟悉的曲调唱新词，如用《小星星》的曲调唱"你好"。

**通过音乐的象征性交流训练（SYCOM）**：适合完全性失语患者，用乐器表达情绪或语言，如用鼓表达"愤怒"。

**治疗式演唱（TS）**：适合任何言语功能障碍患者，作为治疗的一部分。

认知技术共有8种疗法，简述如下：

**音乐忽视训练（MNT）**：多用于单侧忽略的患者，可将一系列乐器从健侧摆到患侧，让患者随着节奏去敲击乐器。

**听觉直觉训练（APT）**：可用于注意力不集中、孤独症患者。训练患者从时长、节奏、音高、韵律、音量方面来区分不同的音乐。

**音乐注意力控制训练（MACT）**：在音乐即兴创作中，给患者不同的音乐性提示并要求他们给出相应的反馈，来训练专注、持续、选择、分类、交替5种注意力。

**音乐记忆训练（MMT）**：运用音乐治疗，如为患者演奏音乐乐段并让患者重复出来，去训练各种记忆和唤起记忆的功能，可用于提高记忆障碍患者的记忆力。

**联想情绪和记忆训练（AMMT）**：针对阿尔茨海默病患者或有与记忆相关的神经疾患患者，演奏他们之前生活中一些与情绪和事件相关的音乐去唤醒患者的记忆。

**音乐执行功能训练（MEFT）**：与患者一起创作音乐，在这个过程中，需要患者去解决问题、做决定、做选择、找原因等，锻炼执行能力。

**音乐感觉定向训练（MSOT）**：通过弹奏或播放音乐去促醒、促进对外界的正确反馈，改善对时间、地点和人物的定向力。

**音乐心理社会和咨询技术（MPC）**：指导患者通过乐器演奏来

表达内心的感受，用于患者自我人格、自信的练习和塑造。

感觉运动技术共有 3 种疗法，简述如下：

**节奏听觉刺激（RAS）**：主要用于步态训练。用 10 米步行测试测出患者的步幅、步频和步行速度，以脚跟触地时为一个提示音，设定节拍器的节奏。

**感觉模式增强（PSE）**：运用音乐元素为动作提供时间、空间提示和动力，将动作"有声化"或提供一个运动序列的旋律。首先让患者做指定的动作并设定节奏，然后加上节拍器，辅以语言提示让患者跟着节拍做动作，保持语言提示并慢慢加进音乐，最后再逐渐撤掉语言提示。

**治疗式器乐弹奏（TIMP）**：选用适当的乐器以一种治疗性的演奏方式去促进关节活动度、耐力、肌力、手的功能性运动、手指敏捷度和肢体协调能力。

（韩旭　田茹锦）

# 镜像疗法——展开想象的翅膀

说起镜子，大家会想到什么呢？穿衣镜、梳妆镜、便携式小镜子还是车后视镜？谈到这些，大家会自然而然地想起这些镜子的样子及作用。那一面小小的镜子在我们康复治疗中又可以发挥什么样的作用？又是如何帮助我们进行康复的呢？让我们展开想象的翅膀飞起来吧！

通俗地讲，镜像疗法是一种康复方法，使用镜子产生运动错觉，就像瘫痪的身体在移动一样。刘德华参演的《拆弹专家2》，大家可还记得电影中刘德华饰演的断腿的潘乘风练习走路的场景？再看他在镜子前训练的样子，看着镜子里那条"假腿"那会心的一笑，不免让人心酸。这种由刘德华"代言"的康复训练方法就是（传统）镜像疗法。

那康复中心传统镜像疗法又是如何操作的呢？患者坐于桌前，在其面前垂直放置一面镜子，镜面正对患者健侧，患侧肢体完全被镜子覆盖，然后使用健侧手臂进行锻炼和活动，同时注视镜面成像，尽可能使患手与健手做同样的动作。如果可以的话，配合使用刷子、刺猬球等工具进行治疗。在治疗师的指导下，患者想象镜子中的影像是患侧的手臂。

镜像治疗看似简单，但正是因为简单，所以才极有可能变成"无聊"，但是这项治疗更需要患者的高度配合，所以在训练过程中一定要想方设法地增加训练的趣味性，比如与其他技术联合使用将会发挥更大的作用。比如联合电刺激、热疗、激光甚至与外骨骼机器人的结合来改善运动功能。

随着科技的发展，镜像疗法不再是传统治疗那样需要一面镜子，而是利用镜像神经元仪器，通过 VR 眼镜观看训练系统中预设好的动态视频，按照耳机中播放的音频指导，进行功能训练。这些过程可以激活相应的语言区或运动区，进而促进功能康复。

现代医学自然要有现代医学的样子，什么是现代医学的样子？科技化！大量人工智能的应用，不仅丰富我们的生活，对我们医学领域也是一个划时代的变革，镜像治疗的研究以及其辅具的改善，都在朝着康复智能化发展，让我们随着镜像疗法的翅膀飞得更高！

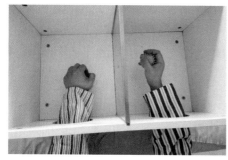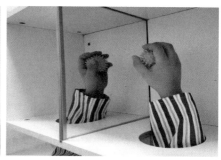

图 24　传统镜像疗法

（王富荣）

# "神奇"贴布预防运动损伤

近年来随着人们生活水平的不断提高，人们对运动健身越来越重视，更多的人参与到运动健身中。在我们进行跑步、篮球、足球等运动时，一不留神就会出现"咔嚓"脚扭了，"啊呀"腰闪了，"喔哟"手腕用力过猛了……致使运动无法继续，甚至影响日常活动。这些都是运动损伤。

运动损伤是指在运动或锻炼过程中，因过度或不当地运动而导致的肌肉或关节疼痛、拉伤、扭伤、韧带或肌腱损伤等问题。为了预防运动损伤，人们常常采取一些措施，如适当的热身、选择适合自己的运动方式和强度、饮食均衡、休息充足等。但近几年我们在各类运动场上看到许多运动员的身上出现各式各样、五彩斑斓的贴布，这就是肌内效贴布，也是目前预防运动损伤的辅助措施之一。

肌内效贴布是一种带有极佳弹性的超薄透气胶带，由日本人加濑建造博士（Dr.Kenso Kase）在1973年发明，随后流行于欧美。是一种可用于治疗运动损伤和一些其他疾病的弹性贴布，目前已广泛应用于运动医学和康复医学领域。不仅能够缓解疼痛、减少肌肉疲劳和损伤，还能提高运动能力和效率。肌内效贴布常用于跑步、篮球、足球等高强度运动前后，也可用于日常生活中的肌肉疼痛和劳损等。肌内效贴布的贴合部位通常为肌肉的高张力区域或关节周围。

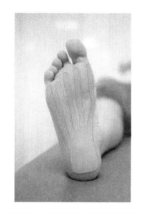
图 25　预防足底痛的贴扎

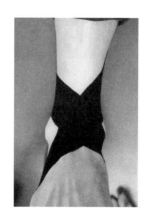
图 26　预防踝扭伤的贴扎

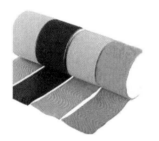
图 27　肌内效贴布

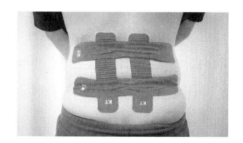
图 28　预防腰部扭伤贴扎

　　肌内效贴布预防运动损伤的原理是通过贴在肌肉上产生的感觉刺激，改善肌肉血液循环，促进肌肉代谢产物的排泄和营养物质的吸收，提高肌肉的弹性和柔韧性。同时，肌内效贴布也可以通过加强肌肉的支撑和保护，减少肌肉的拉伤和扭伤风险，提高肌肉的耐力和爆发力。

　　肌内效贴能有效提高身体本体感觉，纠正肢体错误的姿势。特别是在运动的过程当中通过拉伸软组织，达到快速愈合的效果，对经常发生的运动损伤起到预防作用，提高运动效率。由于贴布本身材料的弹性延展特性，可以对皮肤有较长时间的刺激作用，达到消肿、止痛、缓解肌肉僵硬、保证身体姿势正确、减少功能障碍等目的，从而起到增加运动者的运动能力和预防运动损伤的效果。

当身体处于运动状态时，贴布与皮肤之间会出现牵拉拧转状态，如果肌肉处于错误位置，贴布则会通过提高本体感觉提供反馈，使运动肌肉回到正常的位置，从而达到肌肉运动质量提高的效果。

肌内效贴布颜色多样，可以根据损伤情况裁剪出不同的形状，也可以在贴布上画上自己喜欢的图案。所以在运动前除了充分地热身，你还可以选择属于自己的贴布，在需要的部位贴出你的个性，相信你将会成为运动场上一道独一无二的风景。

（李文昊　乔蕾）

# 一步到"胃",吞咽障碍的患者也可以体面优雅

提到吞咽障碍,您的脑中是不是出现这样的画面:长长的大象鼻、满嘴的食物残渣、令人毫无食欲的糊状物、斜躺着的吃饭姿势等,如此不堪的形象让吞咽障碍患者总是愁容满面、情绪低落,很难再次融入社交生活。但是做出以下这些改变后,吞咽障碍患者也可以体面优雅地生活。

## 优雅的进食方式

对于存在长期吞咽障碍的患者,为了确保营养,经常长期留置鼻饲管,长出"大象鼻",针对这类患者,其实可以更换为"胃造瘘"或"间歇性管饲"。胃造瘘是一种微创小手术,操作简便、安全,造瘘管留置时间长,并发症少。"间歇性管饲"是将营养管经口或鼻插入食管为患者管饲喂食,管饲后拔出营养管。这两种方法均比鼻胃管更舒适美观,能够改善患者生活质量,甩掉"大象鼻"。

## 色香的食物选择

吞咽障碍患者对食物的性状要求很高,一旦饮食超出吞咽能力

很容易发生误吸呛咳情况，所以家属总是选择最安全的"糊糊"给患者，如何确定制作出来的糊糊是合适的呢？吞咽障碍食物标准规范描述了每级食物的质地和性状，我们可以在食物增稠剂或凝固剂的辅助下制作出适合患者进食的"好卖相"佳肴，具有内聚力高、不易残留、硬度适中等优点，是优雅进食的首选。

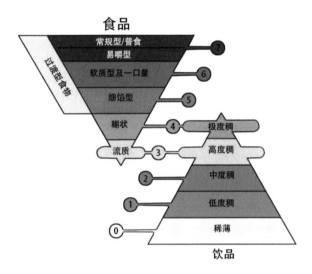

图 29　食物分级

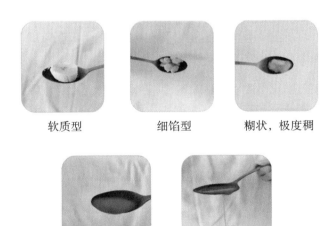

软质型　　　　　　　细馅型　　　　　　糊状，极度稠

流质，高度稠　　　　　中度稠

图 30　食物质地和性状

### 体面的进食姿势

进食姿势的选择关乎患者对自身状况的判断，应该尽早让患者采用正常的坐位姿势进食，在合适高度的餐桌前，坐在有靠背的椅子上，上身前倾，双足完全着地而进食，这样可以保持姿势稳定，防止误吸，也可以让患者感知到自身的进步，体面地回归日常生活。

### 全面的口腔护理

吞咽障碍患者的唇舌运动及口腔感觉都有不同程度的下降，想要保持口腔的清洁除了每日应进行早晚各 1 次的口腔护理，还需注意餐前、餐后漱口，防止食物残渣留存在嘴里，保证口腔无异味，可以毫无后顾之忧地与人优雅交流。

总之，吞咽照护无小事，必须全方位地为患者考虑，让每一位存在吞咽障碍的患者能够体面地生活，需要身边人多多琢磨，善于改进。

（丁珊珊）

# 康复医生还能做些什么?

康复医生在帮助患者康复过程中发挥积极的作用,不仅对患者进行检查、诊断及治疗,而且帮助患者制订康复计划,纠正错误的康复观念,从疾病早期开始,尽可能改善残疾及减少功能丧失。临床手术的完成并不意味着治疗的结束,对于康复医师来说,这仅仅只是开始。现在的康复医师,除了在偏瘫和骨折术后领域帮助患者恢复相关功能,在脊柱关节退变、肿瘤、儿童发育迟缓、产后修复等领域也都能看见他们的身影。那么康复医生还能做些什么呢?

## 准确判断病因,制订周密的康复计划

康复医生对神经肌肉、骨骼、认知等方面具有充分的知识储备,同时熟知人体运动生理,并将其与日常生活活动联系起来,在患者就诊时,可以快速地评估患者的病因,从而将医学治疗与康复程序联合起来对患者进行康复评定与治疗。康复医生可以为患者提供合适的康复计划,使患者达到最大程度的功能恢复。

## 药物治疗

在临床工作以及康复医学门诊中,康复医生在为患者制订康复训练计划之外，也会结合药物治疗，使患者达到更好的治疗效果。各种骨关节伤病，如骨关节炎、颈椎病、腰椎间盘突出症、肩袖损伤等，会搭配非甾体抗炎药（NSAIDs）的使用，减轻无菌性炎症反应从而起到止痛作用。各种神经系统疾病，如脑血管疾病、周围神经病变等，会搭配神经保护药物，促进大脑功能恢复。康复训练搭配药物治疗能帮助患者有效改善基础疾病，不断提高日常生活活动能力。

## 注射治疗

例如，脑卒中、脑创伤、脑内占位性病变等中枢神经受损的患者逐渐增多，许多患者因肌张力异常影响手功能。康复医生除了和治疗师的协作之外，还可以采用周围神经肌肉阻滞，缓解肌肉痉挛，改善手功能。康复医生也可以采取将麻醉和激素类药物混合后注射患者疼痛部位的方式，起到消炎镇痛的目的。

（王怡圆　白玉龙　李放）

No. 1656815

处方笺

# 常见疾病康复
## 热点问题

医师：＿＿＿＿＿＿＿＿＿＿

*临床名医的心血之作……*

神经康复

# 卒中偏瘫后，如何科学"动"起来？

在发病初期，卒中患者的患侧肢体通常没有肌肉的收缩，且失去对肌肉的控制能力，我们称其为"软瘫"，最短持续数天至 2 周，一般认为患者在病情稳定 48 小时后便可开展康复治疗，以下三类训练便是非常实用的"软瘫期"运动方法。

### 翻身训练

为增加偏瘫侧的感觉刺激，多主张患侧的侧卧位。具体姿势摆放方法见本书科普文章"脑卒中患者护理小知识——手脚应该怎么放"。

协助患者练习翻身，患者双手手指交叉，上肢伸展，先练习前方上举，并练习伸向侧方；在翻身时，先将头转向翻身的一侧，同时将双手交叉，伸向翻身侧，头手带动躯干翻转至侧卧位，然后返回仰卧位，再向另一侧翻身。一般每 60~120 分钟翻身或变换体位一次。

### 坐位训练

待患者病情稳定后，应尽早抬高床头，进行坐位训练：将床头抬高 30°，根据患者反应，逐渐增加到约 80°。

坐位训练可先从床上的半坐位开始，如患者无头晕等不适症状，可逐渐增加床位角度、延长坐卧位时间。具体方法：协助者站在患者健侧，挟住双肩，让患者的健侧腿伸到患侧小腿的下方，健侧腿带动患侧腿向健侧翻身，同时用肘支撑上身。帮助患者用健侧腿把患侧腿勾到床边，并超过床沿，然后用健肢支撑坐起。

### 帮助患者活动肢体

选择仰卧位，让患者穿着舒适的衣服，尽可能放松。通常关节被动活动先从健侧开始，然后参照健侧关节活动范围进行患侧活动。由肢体近端关节向远端的顺序进行，从上肢的肩关节到手指关节，由下肢的髋关节到足趾关节，动作要轻柔缓慢。

卒中后的第 1 天，若情况稳定，便可开始被动活动：急性期每天做 2 次，每次进行 10~20 遍为宜，之后根据患者主动活动能力的提升，每天可进行 1 次，每次每个关节做 3~5 遍。

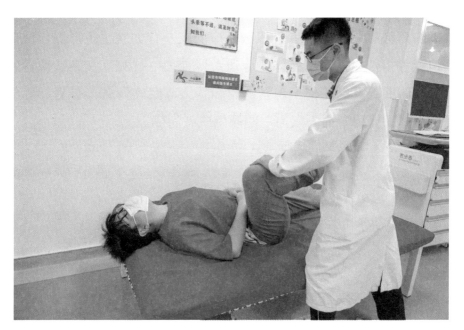

图 31　帮助患者活动肢体

随着时间延长，肢体"软绵绵"的感觉逐渐向僵硬紧张转变，标志着进入了"痉挛期"，在这一阶段又有哪些注意点呢？

首先，通过康复锻炼保持肢体各个关节活动的正常范围，如肌肉的牵伸训练、石膏或矫形器具的佩戴等。需在专业医师和治疗师指导下进行。

其次，口服药物如巴氯芬和替扎尼定等抗痉挛药物，以及局部肌肉内注射肉毒毒素也可起到抗痉挛作用，由康复医师根据痉挛肌肉分布的范围和严重程度选择性使用。

同时，理疗例如肌肉冷疗和热疗也有作用，但由于效果短暂，随后应立即开始肌肉牵伸和运动训练。

在日常护理中也一定要减少有害刺激，包括导尿管不畅、便秘、皮肤压疮、感染、疼痛等。患侧手勿捏握健身球之类的物品，勿按摩刺激脚心，防止肌张力增高。

正确的体位姿势也很重要：上肢卧床时，患侧肘关节宜伸直位，掌心朝上，避免腕关节向掌心屈曲，尽可能伸直各个手指。维持正确姿势有困难的患者可佩戴相应的支具，如腕手矫形器，保证手腕、手指伸直。双下肢体位应避免像剪刀一样相互交叉或像青蛙腿一样屈曲打开。轮椅上患者的髋和膝关节摆放为 90° 位置，躯干保持正确的姿势，而不是向一侧倾倒或者斜躺。

（朱玉连　余子　吴毅）

# 躯干——卒中偏瘫康复的灵魂

生活中经常看到一些卒中偏瘫患者通过积极的康复治疗，肢体运动功能、言语功能和生活自理能力都有明显的提高，但坐、站、走时总觉得别扭，躯干重心经常不在中间，不是偏向健侧就是偏向患侧，肢体运动时总牵扯着身体一起。患者也说：感觉身体不够灵活、转身困难，活动肢体时有点喘不上气，运动和坐起时费力……

今天我们就来聊聊躯干在卒中偏瘫者的身上扮演了怎样的角色。

躯干俗称身体，是我们人体最大的一个部分。它连接着我们的四肢，支撑着我们的体重，同时又为我们的内脏提供保护。躯干利用它的伸肌组织来抵抗重力保持身体直立。从人类开始直立起，双下肢站立所提供的支撑面非常窄，不稳定，因此需要我们的躯干提供一个强大的平衡稳定反应系统，让我们的双手从持重和保持平衡中解放出来，在生活中发挥灵活性，而躯干就是为它提供既稳定又灵活的支撑。

卒中后，躯干怎么了？

## 1. 卒中后腹肌活动减弱和张力丧失

我们的腹部除了腹直肌外，其他的肌肉纤维有一半以上附着在腹部中心的腱膜上，所以两侧腹肌互相依赖互相影响。为了让肢体运动，患者常利用背部的肌肉和改变髋关节的位置来代偿。如果不进行专门的训练，这些腹肌停滞在闲置状态，长此以往形成"出工不出力"的习惯。又因为这些腹肌都是成对的，所以患侧的腹肌罢工也会影响健侧。

**2. 卒中后躯干选择性活动能力的丧失，打破了身体的平衡稳定系统**

卒中偏瘫患者中枢神经受损，姿势控制和躯干运动均处于原始的运动模式。由于肌张力升高、肌力下降，运动模式异常，无法进行自主灵活的躯干运动，即无法进行重心移动，造成身体两侧失衡，重心分布不均匀，导致平衡功能障碍。当患者从卧位坐起时，躯干不能屈曲，也不能向健侧旋转，伴有患侧上下肢明显屈曲；行走时保持头和肩部固定位置，以代偿不充分的躯干控制能力；患者向前抬起患侧下肢，躯干会随之屈曲；患侧下肢后伸的时候，身体也会随之后仰，无法维持中正的体位。这些都是中枢损伤后姿势异常的表现。

**3. 卒中患者胸廓变形，呼吸异常**

卒中患者的胸廓上抬保持在吸气位，腹肌处于松弛不活动状态，阻碍了呼吸肌有效地发挥作用。由于患者脊柱过度伸展，患者的肋骨和胸骨上抬，胸大肌肌群早期张力过强，患者常用这些肌肉的全伸展模式活动其瘫痪侧的肢体，使肋骨和胸骨的上抬更为明显。平静呼吸时，由于上抬的胸廓抵抗正常的弹性回缩，患者不能被动呼气；当呼气时，患者会把双唇紧闭，气流通过双唇间对抗阻力主动呼气。所以在卒中患者中，呼气力量下降的情况普遍存在，在用力呼气过程中腹肌活动不断在减少。

综上所述，躯干作为身体的中心，是调节重心的基础，对人体姿势的维持、稳定和直立有着重要作用，是平衡控制的基础所在。

躯干训练是卒中偏瘫患者康复治疗中的重要组成部分，当生命体征稳定后，就应该进行躯干控制训练，为今后获得较好的运动模式和平衡稳定系统打下基础。

介绍几个简单易学的躯干训练的动作：

（1）腹式呼吸：患者仰卧位，微屈膝屈髋，双手交叠放于腹部。呼气末，双手加压腹部促使膈肌上抬。吸气时，上腹部对抗手的压力徐徐隆起，稍屏气 2~3 秒。呼气时，腹部回收，缓缓吹气达 4~6 秒。注意鼻吸嘴吐，呼吸要深而缓，吸呼比为 1 : 2。刚开始练习时每次持续 3~5 分钟，每天数次，熟练后酌情延长练习时间和频次。

（2）坐位下的腹部运动：患者端坐位，健手托住患手环抱在胸前，稳定胸部，吸气时鼓腹并将下部的躯干伸展（向前），呼气时收腹并将下部的躯干屈曲（向后）。注意运动节奏和呼吸的配合。

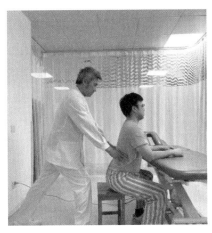
吸气

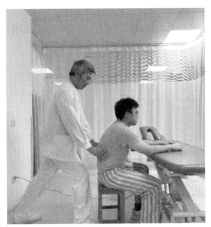
吐气

图 32　坐位下腹部运动

（3）坐位下的躯干旋转：患者端坐位，躯干和头同时转向患侧，并将双手摊开放置在患侧床上，患手的位置大约在臀部稍后方，并辅助患肘伸直，健侧手位于患手前方，与患手平行放置，双手间距与肩同宽。要求患者慢慢将身体重心移至双手上，头部在两臂之间并尽量向床面接近。完成较好的基础上可以在此位置上同时屈肘下压躯干然后伸肘支撑，也可以用同样的方法完成向健侧转身。

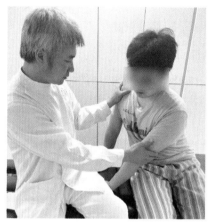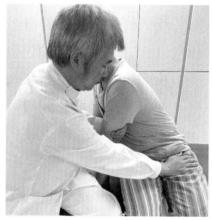

图33　坐位下躯干的旋转

如果把人比作大海中航行的船，那么躯干作为核心控制的主体，就是那张重要的"船帆"。所以不能忽视对偏瘫患者的躯干控制训练，只有保证了躯干的稳定、灵活，才能锻炼出有力的肢体运动和稳定的步态，这才是康复训练的灵魂所在。

（乔蕾　张颖）

# 足够平衡，不要轻易对辅具说 NO

脑卒中后存在步行障碍的偏瘫患者是否应该佩戴和使用辅具？这是医患之间存在的一个极具争议的话题。尤其是在传统认知中，老百姓有一些根深蒂固的想法："多走走就好了""千有万有不如自己有""拐杖用上了，就再也甩不掉了"……

足够平衡，不要轻易对辅具说 No（视频）

在日常的工作中，也确实会遇到一些患者十分排斥使用拐杖等辅具，无论在康复训练时还是日常生活中，都一定要坚持自己独立行走。然而，脑卒中后存在偏瘫侧肌肉主动力量不足和肌肉痉挛等问题，导致患者偏瘫侧足内翻、下垂，步行时呈现膝关节过伸、身体前倾和提髋画圈步态，使身体两侧运动不对称，出现骨盆倾斜伴旋转和功能性长短腿等下肢力学异常，使身体的平衡能力下降。这些下肢力学的异常和平衡能力的下降，会造成腰椎生理弧度的改变以及控制姿势的肌肉及软组织发力不均衡，椎体间压力增加，肌肉及软组织的劳损将在所难免，腰痛等问题也会应运而生。

与此同时，我们也经常听到许多患者抱怨，"晚上睡觉的时候手都好好的，白天起来一走路坏手就会很紧，就像鸡爪一样勾起来了"。这是因为步行的不稳定，导致身体紧张性姿势反射加重，结果加剧上肢的痉挛；反之，肢体越痉挛，身体的平衡越不容易控制，患者更容易跌倒。

行走是人类最普遍的活动，既提高和丰富了我们的生活内涵，还增加了我们享受生活的乐趣。当人类顺利度过学步期以后，步行就应该是自然而又轻松的事情。然而，脑卒中后由于正常神经通路受损，约80%的患者会遗留步行功能障碍，严重影响患者的生活质量。因此，每一位偏瘫的患者都十分渴望恢复行走的能力。在康复训练中，恢复和提升步行能力是他们十分憧憬的目标。同时，对于患者的家人和照料者来说也意义重大。

然而，许多患者甚至家属，都误以为独立行走就是完全自己行走，不能使用拐杖、支具、矫形器等辅具。同时，又有许多偏瘫患者在行走中常常感慨"脚下的地不稳"。其实，"足部是神经肌肉回路的起点，控制着身体的整体姿势"。而行走能力的评估应该也是多维度的，是否借助辅具只是其中的一个方面。我们不能简单、片面地对辅具说"NO"！

如果患者能够借助拐杖等辅具，拥有足够稳定的支撑，不仅可以获得身体的平衡，还能够减少踝关节的内翻、下肢僵硬以及躯干与上肢的痉挛，减少或避免异常体态造成的关节及软组织的损伤和疼痛。对于直立行走的人类来说，稳定的支撑是行走的先决条件，对于偏瘫患者更是如此。

"千里之行，始于足下"，不要轻易拒绝拐杖、支具和矫形器，只有给予偏瘫患者身体"足"够稳定的底盘，才能让他们拥有稳健的步伐和挺拔自信的身姿！让他们可以重新回归生活，在行走时欣赏沿途风景，与家人携伴出行，分享快乐！

（黄璞峰　潘静娴　管华宗）

# 交流板，失语症患者的工具

交流是日常生活中必不可少的过程，通过交流，我们与外界互换信息、传达自我需求、获得自我价值……我们的生活因此变得多姿多彩。试想一下，一个失语症患者不会说话，不能向外界传达信息，他的生活该是多么的无助与灰暗！那我们该如何帮助他们呢？交流板，可以是失语症患者的得力工具，帮助他们实现日常交流。

什么是失语症呢？

它是指由于脑损伤导致组织语言的能力丧失或低下，造成听说读写障碍的一种综合征。脑卒中是引起失语症的最常见原因。

交流板适用于哪些人群呢？

（1）重度失语症患者训练早期，可以尽快满足患者的交流需要。

（2）重度失语症患者训练已达到平台期，仍存在严重的口语表达及书写障碍，而认知功能相对完好。

（3）患者有强烈与外界交流的欲望和需求。

### 什么是交流板呢？

交流板是言语训练中的一项重要代偿手段，可以使用各种材质（如纸板、木板等）制作而成。交流板的内容应是患者喜欢的、日常生活中经常使用到的常见物品，或是与患者生活、训练密切相关的动作图片。交流板的形式要依据患者残存的功能设计，可以采用纯图片、纯文字或图片＋文字的形式。

那交流板应该如何使用呢？因为理解障碍的存在，并非所有患者都可不经训练就自如地使用交流板。所以，在使用交流板之前，还要对患者进行必要的训练，可以采用训练听理解的方法，使患者先学会指图，比如："哪一个是苹果？""你要吃的是哪一个？"然后再过渡到交流板。如果患者保留了部分阅读功能，可以在交流板上添加一些文字，如患者本人和家人的名字、患者的业余爱好等，以便扩大交流板的交流范围。当患者可以理解交流板上物品的名称之后，就可训练患者使用交流板。例如，可询问患者"午餐吃什么"？让患者在交流板上指出相应食物的图片或照片。随着患者语言功能和交流能力的提高，言语治疗师要及时调整交流板的内容和难易程度，并可根据需要和不同的内容制作多个交流板以交替使用。

在实际工作中，交流板的使用有时候会让患者和家属有抵触心理，担心一旦使用交流板就不能提高患者的口语表达能力。这其实存在误区，因为交流板的使用与语言功能的恢复并不矛盾，它也是一种训练方式，可以促进患者理解和表达能力的提高。而当患者的语言能力仍不能达到交流的需要时，也可能是患者最终的主要交流方式。

随着科技的发展，市面上出现了电子交流板和激光笔等，在原先简易交流板的基础上增加了一些语音播放按钮等。还有更高科技的仪器，主要由计算机系统软件为患者量身定制，患者需要进行一系列系统性训练才可使用，比如霍金先生安装在轮椅上的辅助沟通系统。

　　交流板的使用，不但可以缓解患者因为不能表达而产生的焦虑急躁的情绪，并且能够满足日常生活中的基本交流需要，真是失语症患者的得力工具啊！最后，祝愿失语症患者都能找到适合自己的交流工具，让沟通无障碍。

　　　　　　　　　　　　　　　　　　（王富荣　丁珊珊）

# 卒中患者也要练呼吸

卒中后中枢神经损伤导致呼吸模式的改变，呼吸肌力量和肺部容量下降，偏瘫侧膈肌的活动减少等问题，导致卒中偏瘫患者伴随明显的呼吸功能减退，主要表现为咳嗽排痰无力、胸廓保持于吸气位，患侧腹壁松弛、语音低微、语句过短、吞咽呛咳。呼吸又与咳嗽排痰、躯干控制、肢体运动、构音和吞咽等功能都密切相关。然而，卒中所导致的呼吸功能减退并没有得到患者的足够重视。

维持正常的呼吸功能需要人体多系统的配合，呼吸的产生首先有赖于中枢神经系统的完整，当卒中发生后，神经系统损伤会对人体的通气功能和呼吸控制都产生不良影响。其次，卒中会导致患者偏瘫侧肢体活动减少、肌张力异常，以及由于吞咽功能障碍和感染等问题产生营养不良等因素，会使患者出现呼吸模式紊乱、参与呼吸的肌肉力量下降和功能失衡以及胸廓的活动异常。在一些病情严重的卒中患者中，早期抢救和治疗时需要在重症监护室通过呼吸机等机械方式来维持呼吸。这种方式可以大大降低患者的死亡率，但会使呼吸肌群的主动活动减少，并出现呼吸机相关的肺炎，甚至肺部损伤，导致患者呼吸功能的下降。

与此同时，维持人体姿势的肌肉也是主要的呼吸肌群，例如膈肌、腹横肌、盆底肌等。卒中后，偏瘫使患者的身体姿势控制和平衡功能的异常加重，也导致了呼吸功能的普遍下降。呼吸功能与姿势的控制存在相辅相成的关系，良好的呼吸模式是拥有良好躯干姿势的先决条件，良好的躯干姿势又是执行各种运动功能的基础，包括呼吸运动。

另外，言语障碍和吞咽障碍也是卒中后常见的并发症，这两种功能也与呼吸存在千丝万缕的联系。呼吸是言语产生的动力源，而在吞咽过程中食物通过咽喉部时与呼吸拥有共用的器官与结构。呼吸训练可以调节发音与吞咽时肌肉运动的不协调，为产生清晰、有意义的语言声音创造条件，还能改善患者的吞咽能力，并有效避免吸入性肺炎等并发症的发生。在临床实践中已证实，及时给予患者呼吸训练对其整体康复有明显的收益。

我们可以通过最长声时测定（Maximum Phonation Time，MPT）来进行简单评估。MPT 数值能反映患者吸气后最大发声能力，是衡量言语呼吸支持能力的指标，可以间接反映肺活量水平。测试患者深吸气后发"a"音可持续的最长时间，测试时要求发音保持一定响度且气息均匀，音调控制在舒适水平。测 3 次，取最大值记录。男性正常是 20 秒，女性正常是 15 秒，但研究表明脑卒中偏瘫患者的 MPT 值明显下降，最短的可以降低至 2.5 秒左右。可想而知，偏瘫对于呼吸功能的影响非常明显。对于偏瘫患者而言，有效的呼吸训练可以改善呼吸功能的同时，也可以明显提升躯干的控制能力、言语发音以及吞咽能力等。

但是呼吸肌也是一组非常容易疲劳的肌肉，所以传统的吹气球、吹羽毛的训练反而会导致卒中患者呼吸肌疲劳，所以建议尽可能采取柔和深长的呼吸训练方法，例如健身功法"六字诀"就是一种特殊的呼吸训练方法，以 6 个不同字音引导呼吸气流，配合以肢体导引匀细柔长的呼吸气流。该套功法学习简单，适合患者在家庭练习。此外，还有一个重要的环节不容忽视，卒中后偏瘫侧胸廓异常抬高，膈肌的活动度减少，限制呼吸功能，因此，偏瘫侧的膈肌可以做一些必要的手法松动，也对提升呼吸功能非常有益。

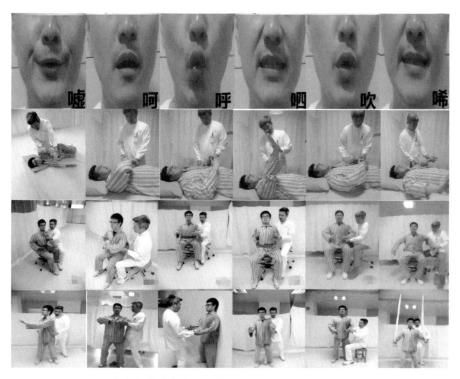

图 34　卒中偏瘫患者在不同体位下进行六字诀呼吸训练示意图

　　让我们赶紧把呼吸练起来，呼吸的提升也一定能带来卒中患者其他运动功能的进步。

（黄璞峰　张颖）

# 卒中后认知障碍，怎么预防和康复？

卒中后认知障碍是卒中、也就是我们平时俗称的中风的一种常见并发症，是在卒中发生后 6 个月内出现并达到认知障碍诊断标准的一系列综合征。部分患者症状较轻，在发病初期仅表现为记忆力下降或者情绪的变化，因此难以引起家庭或者医生的关注。有些人可能会谈之色变，认为这便是平时所说的痴呆，事实上认知障碍≠痴呆，不是所有的卒中后认知障碍都会进展为痴呆，早发现、早诊断、早干预，将有机会防止其进一步恶化，甚至部分逆转已有的认知障碍，提高患者的生活质量。

## 如何诊断和评估卒中后认知障碍？

（1）临床表现：注意力不集中、记忆力障碍、视空间能力改变、语言功能下降及执行力变弱，有时还伴有性格情绪改变、精神行为异常，导致患者的工作能力、学习能力、日常生活能力及社会交往能力明显减退。

（2）神经心理学评估：早期寻求专业医生进行全面评估，至少覆盖4项认知领域（包括执行功能/注意力、记忆、语言能力、视空间能力）。通常采用脑卒中后3个月作为认知评估时间，并持续动态观察。

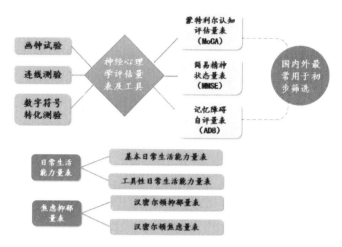

图 35  卒中后认知障碍的诊断和评估方法

（3）影像学检查：临床医生通过应用动脉自旋标记灌注成像（ASL）、磁敏感加权成像（SWI）、弥散张量成像（DTI）等影像技术进行评估和分型。

如何治疗与康复？

目前有如下 3 个方面的综合干预措施：

（1）对已知危险因素的干预。

卒中后认知障碍的发生受到很多危险因素的影响。这些危险因素大都与脑卒中的发生有关，比如高血压、糖尿病、高脂血症、房颤、吸烟。这也提醒我们养成健康的生活习惯，包括戒烟限酒、控制好血糖、血压、健康饮食、定期运动等。

此外，年龄、教育水平也与之相关。一般来说，老年人更容易发生认知功能障碍，体力劳动者在缺血性脑卒中后发生认知障碍的概率更大，而接受过高等教育的患者卒中后会有较好的认知表现。

（2）药物治疗。

目前尚没有特异性的治疗药物。不过临床发现，已被 FDA 批准治疗痴呆的胆碱酯酶抑制剂可改善患者的认知功能和日常生活能力，比如多奈哌齐和加兰他敏。此外，卡巴拉汀、美金刚对于改善卒中后认知障碍也有一定作用。

（3）康复治疗。

一般以患者生命体征平稳、意识清晰为基础，并且需要患者有一定的合作程度，能配合治疗师进行认知训练时，便可开始康复训练。目前研究发现，患者的认知功能在卒中发生后3个月内改善较快，但3个月后仍可能持续改善。

首先，需进行完整的康复评定，包括基于《国际功能、残疾和健康分类》ICF框架的，对于身体结构和功能、日常生活能力以及社会参与能力的评定。此外，还需要结合患者可利用的个人、家庭、社会资源，以及患者对今后生活的规划和主要诉求制订康复治疗方案。对于康复评定证实已到平台期的患者，则可以重点进行代偿策略的设计和训练，帮助患者改善日常生活和社会参与能力。

目前的康复方法主要包括认知功能训练，以及无创神经调控技术。认知功能训练从形式上可分为治疗师指导的一对一或一对多（即团体）认知训练，以及近年来逐渐兴起的计算机辅助认知训练、虚拟现实等认知训练方式。从训练目的上，可分为以改善患者认知功能本身的认知训练，如针对自知力、定向力、注意力、记忆力、执行力等功能的针对性认知训练；以及以代偿患者受损认知功能、改善日常生活和社会参与能力为目的的代偿策略，如使用记事本、即时贴代偿记忆障碍。前者一般适用于认知功能受损较轻、治疗过程中认知功能改善较明显的患者，后者一般适用于认知受损较重，或功能改善已进入平台期的患者。

无创神经调控技术主要包括经颅直流电刺激（tDCS）和重复经颅磁刺激（rTMS）技术。目前已有一些研究发现其对患者的认知功能有一定改善作用，可能与神经调控技术改变了脑区功能连接或调节脑内神经递质浓度有关。

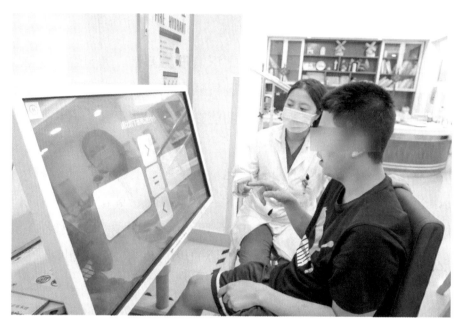

图 36　患者进行认知训练

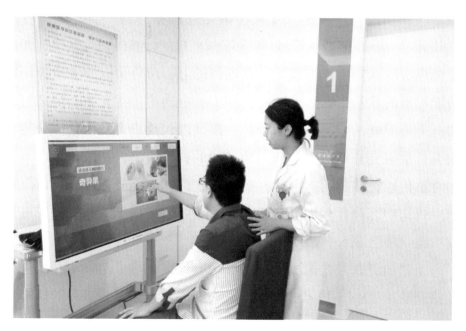

图 37　患者进行认知训练

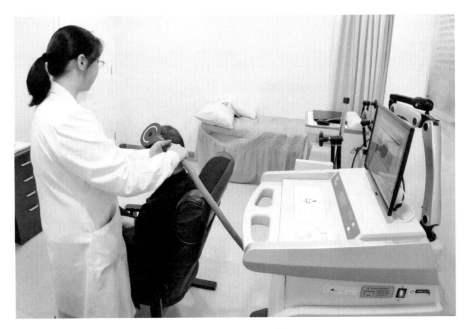

图 38　TMS 治疗

（韩翔　朱玉连　余子）

# 卒中患者护理小知识——手脚应该怎么放？

人们常说"卒中"，那么"卒中"到底是什么呢？在医学上它称为"脑卒中"。

脑卒中的特点包括：发病急、变化快、致残率和死亡率高。可导致肢体瘫痪、语言障碍、吞咽困难、认知障碍、精神抑郁等后遗症，严重影响患者及家庭的生活质量。

发生了脑卒中后，家属通常认为应该让患者静养。殊不知，不正确的体位手、脚、躯干的摆放可使患者出现肌肉萎缩或关节僵硬，影响偏瘫肢体功能恢复。

下面我们聊一聊，手脚到底应该怎么放？

体位选择

侧卧、平卧、坐位都可以。首选患侧卧位。

抗痉挛体位摆放

（1）患侧卧位（首选）：患肢在下，健肢在上的侧卧位。

头下垫 10~12 厘米高度的软枕，患肩前伸（家属可用轻柔手法协助患者将患肩向前伸出），避免受压和后缩，肘部伸直，前臂外展放于软枕上（需有小桌板或硬物支撑、固定），掌心向上，手指分开，后背用枕头支撑。患侧髋略向后拉伸、膝关节略屈曲、踝关节应置于屈曲90°。健侧下肢充分屈髋屈膝向前放于长枕上，健侧上肢放松，放在胸后的枕上或躯干上，避免放于身前。

（2）健侧卧位：健肢在下，患肢在上的侧卧位。

头部垫枕，患侧上肢尽量向前伸展，与躯干成90°~130°角，腕关节和指关节伸展、掌心向下放于软枕上，避免腕部及手部悬空。患侧髋、膝关节自然屈曲，放于身前长枕上。患侧踝关节不能悬在软枕边缘，以防造成足下垂。健侧肢体自然放置。

（3）仰卧位（少用）。

头下垫薄枕，面部偏向患侧。患侧肩胛和上肢下垫一长枕，肘与腕均伸直，掌心向上，手指伸展；患侧髋下、臀部、大腿外侧放垫枕或楔形枕，膝下稍垫起，脚尖向上。足底不放任何东西。

（4）床上坐位。

当病情允许，应鼓励患者尽早在床上坐起。患者背后可垫多个软枕，达到直立坐位的姿势，头部无需支持固定。患侧上肢抬高，放置于软枕上，有条件的可给予一个横过床的可调节桌子，桌上放置软枕，患侧上肢置于软枕之上。

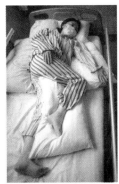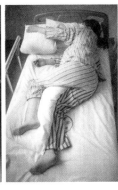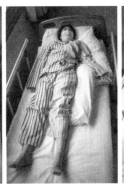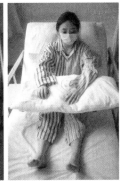

图39

　　重视脑卒中患者早期体位摆放，可有效防止压疮、坠积性肺炎和泌尿系统感染三大并发症，降低患者的致残率。建议 2~3 小时更换一次。摆放体位时，切勿托、拉肩关节，减少肩关节半脱位产生的概率。可最大限度提高患者生活自理能力。为后期康复奠定良好基础，增强患者及家属战胜疾病的信心。

（舒晓燕　李亚丽）

# "不倒翁"防跌小妙招

跌倒：是指突发的、不自主的、非故意的体位改变，倒在地上或更低的平面上。其发生与老年人身体功能、健康状况、行为习惯、药物使用、穿着、周围环境等多方面因素有关。跌倒容易造成创伤、骨折等，严重跌倒可造成颅内出血、死亡。

怎样才能预防跌倒?

**1. 学会判断是不是跌倒高危人群?**

曾经有跌倒史、行动能力下降、自理能力差的老人。年龄越大风险越高，越需要重视预防跌倒。

**2. 时刻记住跌倒四"最"，做好防范和关心**

（1）最容易发生跌倒的地点：床边、厕所、走廊（客厅）。

（2）最容易发生跌倒的时间：半夜和清晨起床时、长时间热水澡或卧床、蹲坐后。

（3）最容易引起跌倒的活动：急于上厕所或半夜上厕所的途中。

（4）最容易跌倒的人群：年老体弱者、头晕乏力者、缺乏照顾者。

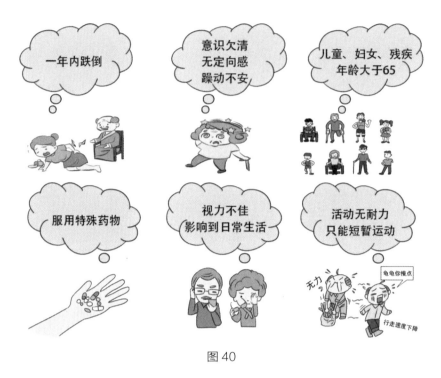

图 40

### 3. 多维度预防跌倒措施

（1）掌握知识：老人和陪护人员应学习预防跌倒知识，养成防跌倒行为习惯。

（2）环境安全：

①光线明亮，地面无障碍物且保持干燥，在潮湿的地面未干之前不下地活动或避开。

②淋浴间、坐便器、楼梯、床、椅等位置宜安装扶手。

③常用物品固定放置于随手易取处。

（3）着装安全：穿大小合宜的衣裤（裤子长短尤其重要）；穿低跟且防滑的鞋子。

（4）主动使用辅具：选择合适的辅助器具，如手杖、助行器、轮椅、扶手、坐便器、洗浴椅、合适功能护理床、眼镜和助听器等。

（5）高风险人群预防：

①尽量有专人陪护。

②卧床或出现意识障碍、躁动不安时需使用床栏。

③使用轮椅/平车前应先制动，并系好安全带，平车需拉上护栏。

④头晕或服用镇静催眠药时应卧床休息，减少走动，上床前应排空二便。行走时如出现头晕、双眼发黑、四肢无力、步态不稳时，应立即原地坐下，并呼叫他人帮助。

⑤起床做到"3个1分钟"：醒后床上平躺1分钟；床边坐1分钟；床旁站1分钟，变换体位宜缓慢。

⑥积极治疗原发病，适当运动，防治骨质疏松，降低跌倒后骨折风险。

⑦一旦发生跌倒，立即查看跌倒着力点，检查受伤情况，及时呼救、送医。

学好小妙招，共同创造老年人健康晚年，笑做"不倒翁"！

（舒晓燕　闵慧娟）

# 脑外伤康复的三个阶段

颅脑创伤是一种常见的创伤，指的是颅脑部受到外来力量打击所造成的脑损伤，可导致意识障碍、记忆缺失及痉挛、瘫痪和感觉障碍等功能障碍，甚至对生命造成威胁。

## 康复治疗必须尽早介入

为了获得最佳治疗效果，康复治疗必须在伤病发生后尽早开始。预防性康复措施应该完全融入伤病急性期的治疗之中。特别是像颅脑创伤这类往往引起严重残疾而治疗过程又相当漫长的伤病，康复医学应该贯穿在整个伤病防治过程之中，尽早功能锻炼将有助于功能的及早恢复。当然，康复的强度应该取决于患者体质和疾病的状况。

一般是患者的生命体征，即呼吸、心率、血压稳定满 24 小时即可开始康复治疗。患者的恢复过程可能是长期的和不完全的，虽然颅脑损伤后大部分神经功能的恢复在 6 个月之内，但整个恢复过程可持续至 2 年或更长时间。一般来说，儿童患者的恢复情况好于成人。

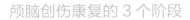

### 颅脑创伤康复的 3 个阶段

颅脑创伤康复可分为 3 个阶段：急性期康复、恢复期康复和后遗症期康复。

急性期康复采取的是综合性的康复治疗措施，此时期的康复治疗主要包括床上良肢位摆放、定时翻身与拍背，并进行体位排痰引流；患侧各关节被动活动；必要时应用矫形器固定关节于功能位；尽早开始床上活动和坐位、站位的练习等一般康复处理。严重的颅脑创伤患者会出现不同程度的昏迷、昏睡等，因此除了可以进行手术以外，还可以进行综合促醒治疗，主要措施包括声音刺激等感官刺激和穴位刺激及高压氧治疗等。

生命体征稳定 1~2 周后，即可开始恢复期的康复治疗。此时期需要根据患者存在的功能障碍，有计划、有针对性地安排康复治疗。主要措施包括认知障碍的康复，如记忆、学习和思维障碍等；感知障碍康复，如指导患者自主穿衣、指导患者识别不同颜色的画板等；行为障碍的康复治疗，如创造一种能减少异常行为出现和增加亲社会行为出现概率的环境，鼓励恰当的行为等。

经过临床处理和正规的急性期、恢复期康复治疗后，患者各种功能已有不同程度的改善，大多可回到社区或家庭。但是部分患者仍遗留程度不等的功能障碍，需要进入后遗症期的康复治疗。此时期主要的康复治疗项目有继续加强日常生活活动能力的训练，如自我照料、购物、逛公园等；另外当患者的功能无法恢复到理想状态时，可以给患者提供拐杖、足托和电动轮椅等辅助用具。

颅脑损伤患者的工作能力常受到影响。对于从事脑力劳动的患者，如果存在抽象思维、适应能力方面的认知障碍，则不易重返原来的工作岗位。如患者身体状况良好，认知功能基本正常，可以引导其选择智力要求较低的脑力劳动或体力劳动岗位。

康复医学着眼点是功能的恢复，致力于生活质量的提高，并将促进患者重归家庭、重归社会、重新成为社会中自立的一员作为最终目标。

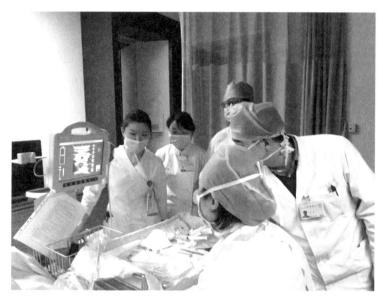

图 41　重症 PICC 护理

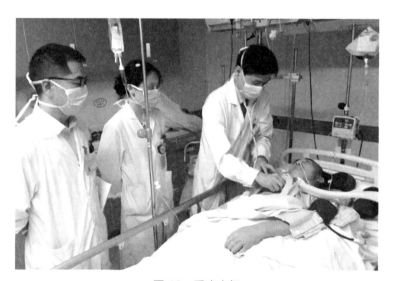

图 42　重症康复

（徐冬艳　刘凤至）

# 脊髓损伤康复知多少?

脊髓损伤就是指由于外界直接或间接因素导致脊髓功能损害,在损害的相应节段出现各种运动、感觉和括约肌功能障碍,肌张力异常及病理反射等体征。脊髓损伤的程度和临床表现取决于原发性损伤的部位和性质。

脊髓损伤需要做康复吗?

答案是非常需要!因为脊髓损伤的康复目的就是在患者身体条件允许的前提下,最大限度地使用那些还有功能的肌肉,以最大限度地恢复患者的生活自理能力,提高他的生存质量。

脊髓损伤患者回家后要怎么康复?

**1. 早期**

(1)体位管理:

勤翻身,不能在床上拖拽,避免受压部位长时间承受压力。常见受压部位有足跟部、腰骶部、臀部等,以及卧位下所有受压的骨突处。这些压疮好发部位可以用一些减压垫预防压疮。

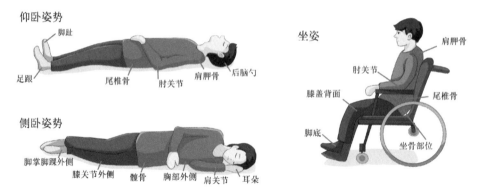

图 43　不同体位压疮好发部位

　　病情允许情况下，逐步开始抬高床头，在逐步抬高过程中仔细观察患者是否出现冒冷汗、烦躁及头晕现象，如有不适立即平卧，防直立性低血压。

　　（2）皮肤护理和呼吸训练：

　　做好个人卫生，每天温水擦洗皮肤 1 次，注意观察患者皮肤状态，是否有红肿现象。若出现压疮表现，应及时对患者皮肤进行处理，防止发生扩散，同时，会阴部保持清洁干爽。

　　高位截瘫者，可胸部叩击排痰，叩击排痰时注意用力适当，避免引起脊髓的二次损伤，还需经常进行呼吸训练（如鼻吸口吐，吸气鼓腹呼气收腹）。

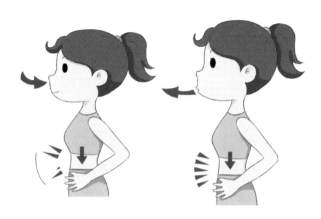

图 44　鼻吸口吐的腹式呼吸训练

（3）关节肌肉训练：

每个关节在无痛情况下做全范围的被动活动，并尝试做全身肌肉静力性收缩，以便及早发现尚存的可支配肌肉并及时锻炼。可离床者可开展坐位及转移等训练，训练过程中加强安全意识教育，避免出现二次损伤。

（4）大小便管理：

留置导尿者，经过专业人员评估膀胱容量和压力后，可定时夹放导尿管。便秘患者早期可行灌肠。低位脊髓损伤患者在早期二便管理过程中尽早加入两便控制训练。但值得注意的是，对于小便功能障碍的患者不能盲目地进行增加腹部压力训练来促进排尿，更不要急于拔除导尿管，一定要在医生全面评估膀胱功能的前提下才能进行上述治疗。

**2. 恢复期**

（1）利用弹力带进行肌力、平衡等训练，增加感觉训练：

对于还保存的所有功能进行加强训练，训练过程中仔细观察丧失功能的肢体，在活动过程中是否有新的肌肉收缩或新动作的出现，有发现时及时联系自己的治疗师或医生，以便及时更新自己的训练动作，不放过一切恢复肢体功能的机会。

（2）根据患者功能情况进行轮椅训练，提升自己熟练驱动轮椅的技巧：

配置轮椅要到专业配置轮椅的社会福利机构或医疗机构进行轮椅适配评估，以便配置到最适合患者的轮椅。不同损伤节段的患者对轮椅的需要是不一样的，所以选择合适的轮椅也是提高患者日后活动能力的重要环节。

（3）对可能恢复步行或站立的患者，可在佩戴辅具的情况下进行站立和步行训练：

配置辅具需要到专业机构评估配置。在每次佩戴辅具准备锻炼前要仔细检查是否佩戴准确及辅具是否有损坏或松动，避免锻炼过程中出现意外。佩戴辅具的过程也需要随时观察辅具的舒适度，发现不适情况及时反馈，避免发生意外和皮肤接触部位的损伤。

（4）加强大小便控制训练。

（5）对不能恢复步行的患者加强残存肌力和全身耐力的训练和日常生活能力训练。

训练过程中定期去医院复诊，以便及时纠正现有锻炼动作中的错误解读，随着功能的改善及时更新现有训练方案，以便达到最佳锻炼效果。

（乔蕾　张颖）

# "帕"不怕，改善帕金森患者冻结步态的小技巧

大概有 38% 的帕金森患者每年都会发生跌倒。跌倒几乎都是在患者改变行走方向或转身时发生的，此类跌倒的发生往往和冻结步态有着密切关系。

冻结步态又称为冻僵步态，主要表现为起步犹豫，双足似乎粘在地上，或者行走过程中突然

帕金森医疗体操
（视频）

出现不能迈步需要停顿片刻才能继续前行，有些患者也有可能无法再次起步行走。还有一些患者在行走过程中如碰到一些障碍物，如门槛、商店的大门等，担心自己无法通过时也会出现冻结步态。

如果您是帕金森患者，您可以尝试以下的方法

（1）在行走时把注意力集中在走的路或需要踏步的台阶上，而不是自己行走的方式上，这样可能会帮助您减少冻结步态的出现。

（2）尽量避免轴线转身，可以围绕着需要转身的位置行走来改变活动方向。

（3）走路时，可以在随身用的手机或音乐播放器里下载一些有助于开步的进行曲类的音乐。

有些患者在行走时出现冻结步态，但一旦有节奏感强烈的音乐响起，他就可以随着音乐开始跳舞，等音乐停止后患者行走的步伐会得到短时间的改善。这个现象非常奇怪，神经病学家还在努力研究中。所以在冻结步态出现时，听一些节奏感强烈的音乐有助于帮助患者迈开步子。

（4）还可以随身携带 1 支激光笔，在出现冻结步态时努力用激光笔在身前打个光点，把所有的注意力集中在移动脚去踩光点的动作上。

**如果您是照顾者，可以尝试以下的方式帮助帕金森患者**

（1）在患者行走时，不要和他讲话或者站在他行走路线的前面。

（2）把患者的手臂搭在照顾者的手臂上，有助于缓解患者紧张的情绪。

（3）如果患者出现了冻结步态而动弹不得，照顾者可以站在他的背后轻轻摇动患者帮助改变身体的重心，有助于患者的再次起步。

同时，患者可以居家进行步态训练。双眼直视前方，身体直立，起步时足尖要尽量抬高，先足跟着地再足尖着地，跨步要尽量慢而大，两上肢尽量在行走时做前后摆动。锻炼时最好有家属在场。

（朱玉连　许雅芳　刘凤至）

# 重现健康微笑，远离"口眼歪斜"面瘫脸

面神经麻痹俗称面瘫，表现为急性起病，患侧面部表情肌瘫痪，微笑时会出现明显的口眼歪斜，不能皱额蹙眉，额纹消失，眼睛闭合不全等，影响患者面部美观并对患者日常生活造成沉重的心理负担。

## 面瘫分类和疾病特点

根据损伤的部位不同，分为中枢性面瘫和周围性面瘫。

（1）中枢性面瘫　病变位于面神经核以上至大脑皮质之间的皮质延髓束，常由脑血管疾病引起，发病没有明显节气特点。临床仅表现病灶对侧下部面肌瘫痪，即鼻唇沟变浅、口角轻度下垂，而上部面肌（额肌、眼轮匝肌）不受累，同时可伴有语言障碍、偏瘫、偏身感觉障碍等，预后与脑血管疾病和颅内占位性病变密切相关。

（2）周围性面瘫　又称面神经炎或贝尔麻痹，常见于感染性病变，如茎乳孔内面神经非特异性炎症，冬春季为疾病多发时段，多因身体抵抗力下降，加之面部冷风刺激和病毒感染所致。表现为同侧上、下部面肌瘫痪，即患侧额纹变浅或消失，不能皱眉，眼裂变大，眼睑闭合无力，出现食物滞留在齿和面颊肌之间，甚至面颊肌

内侧经常性误咬伤，一般预后良好。

### 面瘫的康复治疗

区分面瘫类型，根据分型针对性治疗配合康复治疗（如中枢性面瘫积极治疗原发病的基础上配合康复；周围性面瘫根据急性期和恢复期，分阶段治疗并配合康复）均可最大限度地改善面神经功能，恢复面部表情肌运动功能，帮助"口眼歪斜"的面瘫脸重现健康微笑，以下是一些常用的面瘫康复治疗手段：

（1）物理因子治疗。

包括超短波、低中频电疗、激光、神经肌肉电刺激等。如茎突孔附近给予超短波治疗，改善神经的缺血及水肿；急性期后局部红外线照射，加快血液循环，消除水肿，减轻疼痛，恢复期局部低中频刺激治疗，帮助面部肌肉主动收缩；恢复期局部神经肌肉电刺激，改善肌肉血液循环和营养，防止面部肌肉的失用性肌萎缩。

（2）面部表情肌运动疗法。

患侧面肌稍能活动时，便应尽早开始面部表情肌的对镜练习面瘫侧的眉、眼、鼻、嘴活动，如对镜子练习患侧面部皱眉、举额、耸鼻、闭眼、龇牙、鼓腮和吹口哨等动作，每次 10~15 分钟，每日多次，辅以面肌按摩，改善面部表情肌运动功能。

（3）传统中医康复疗法。

就诊正规医疗机构，根据患者接受程度进行传统中医康复治疗，包括针刺、推拿、面颊部火罐和局部穴位注射等。

①针刺或推拿法：多使用面部穴位（阳白穴、太阳穴、睛明穴、四白穴、地仓穴、下关穴、颧髎穴等）配合肢体穴位浅刺、轻刺，最佳治疗期为病发后的 1 周内，推拿法多使用轻柔手法按压患侧穴位，促进局部循环、减轻面肌及神经水肿，利于麻痹的面肌恢复。

②其他穴位刺激法：包括耳穴、外敷中药贴、穴位埋线等，在患者耳部及患侧面颊部这些穴位刺激改善面神经功能，兴奋麻痹的面部表情肌。

面瘫并不可怕，尽早明确诊断，积极治疗，有助于患者恢复健康微笑。注意康复治疗期间应保持良好的心态，切忌过度焦虑，适当休息，注意不能用过冷水洗脸，避免直吹冷风，外出戴口罩。同时，我们提醒眼部闭合不全的患者，应注意用眼卫生，睡眠时建议使用医用纱布覆盖眼睑，可应用红霉素软膏或氧氟沙星滴眼液点眼，外出时务必佩戴墨镜保护，积极预防暴露性角结膜炎。

（赵莉娟）

# 重症肌无力患者如何进行家庭护理?

重症肌无力是一种获得性自身免疫性疾病,可分为眼肌型和全身型。眼肌型可表现为复视、眼睑下垂等;全身型则可出现声音嘶哑、吞咽障碍等表现。

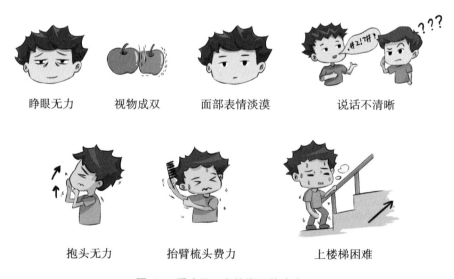

| | | | |
|---|---|---|---|
| 睁眼无力 | 视物成双 | 面部表情淡漠 | 说话不清晰 |

| | | |
|---|---|---|
| 抱头无力 | 抬臂梳头费力 | 上楼梯困难 |

图 45　重症肌无力的常见临床表现

为了改善患者的生活质量,今天我们就来聊聊重症肌无力患者该如何居家做好自我照护。

如何做好眼部护理?

眼肌型患者在出现眼睑下垂时,往往习惯性抬头看路,这使得行走过程中整个人处于后倾状态,易发生跌倒。建议行走时能有家人陪伴,并遵医嘱服用抗胆碱酯酶药物。

当抬头也无法看清东西时,许多患者会用胶布等把上眼睑贴起来,容易引发眼部干燥、感染。建议患者到眼科配人工泪液,适当滋润角膜。

当患者出现复视或斜视时,建议用清洁纱布遮住 1 只眼睛来改善复视等症状。但单眼视物会降低对事物距离的判断及身体协调性。

因此我们建议:

(1)在日常生活中要放慢动作,尤其是走路要慢,这样能充分判断周围环境,减少安全隐患。

(2)在家居装饰上,可以使用对比强烈的颜色,帮助快速准确地辨识物体。

(3)每天长时间训练重新协调视觉系统与大脑运动功能的联系,积极治疗,规律服药。

出现吞咽障碍怎么办?

当肌无力症状累及到咀嚼、吞咽相关肌群时,就会出现吞咽障碍,可导致部分食物误入气管,引起肺部感染、吸入性肺炎,加重疾病。

哪些情况提示可能出现吞咽障碍呢?

(1)吃东西咽不下或进食后胸部有哽噎感。

(2)喝水呛咳。

(3)吃东西时嘴巴闭不紧,食物从嘴角漏出。

(4)吃东西时容易流口水。

（5）吃饭速度很慢，有时需要一些辅助动作（如吞药时需要仰头）才能咽下。

（6）自我感觉舌头不灵活，嚼东西没有力气。

（7）说话出现很重的鼻音，特别是在进食后。

如果患者出现以上任一症状，那么很可能提示有吞咽功能障碍，可通过下表自行评估。

表 1　吞咽障碍分级

| 吞咽能力 | 进食速度 | 饮水 | 进食后食物残留 | 咀嚼吞咽 | 呛咳 | 适宜的食物性状 | 推荐食物 |
|---|---|---|---|---|---|---|---|
| Ⅰ级 | 与同龄人相同 | 正常饮水 | 无 | 可闭紧嘴唇 | 无呛咳 | 固体食物 | 饼干、坚果 |
| Ⅱ级 | 延长 | 可使用吸管连续饮水 | 少量 | 需嘴唇张开 | 疲劳时 | 半固体食物 | 烂饭、软面包、馒头、蔬菜、水果、鱼类、鸡 |
| Ⅲ级 | 延长 | 可使用吸管分次饮水 | 有食物残留且可有少量液体食物从口中漏出 | 咀嚼食物有明显的疲劳感 | 进食坚硬或大块食物时 | 糊状食物 | 米糊、菜泥、肉泥、土豆泥 |
| Ⅳ级 | 延长 | 需要使用调羹缓慢少量分次饮水 | 有食物残留且可有大量液体食物从口中漏出 | 咀嚼食物力且需改变头位或体位帮助吞咽 | 进行咀嚼动作时 | 浓流质食物 | 麦片、藕粉、加入食物增稠剂呈蜂窝状的流质 |
| Ⅴ级（管饲） | 延长 | 无法饮水 | 无法吞咽 | 无法进行 | 均无法吞咽 | 稀流质食物 | 水、牛奶、果汁、汤水 |

（1）Ⅰ级，表示吞咽功能正常，可进食任何种类的食物。

（2）Ⅱ级，表示轻度异常，无需特别更改食物种类，只需做到"细嚼慢咽"，放慢进食速度即可，若食物能炖煮得软烂易咀嚼，就更为安全了。

（3）Ⅲ级，说明存在中度以上障碍，建议通过改变食物性状来

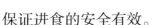

保证进食的安全有效。

（4）Ⅳ级或以上，建议通过置入胃管来进行鼻饲饮食。

出现发声问题怎么办？

以延髓肌无力为首发症状的患者可表现为构音障碍，例如漏气音、音调降低、鼻音浓重等。患者可通过做口腔颜面操来改善症状：

（1）深呼吸2次，然后发"衣"音，尽量把声音拉长；稍作休息，深呼吸2次，尝试一口气从1数到10；稍作休息，再深呼吸2次，唱出"do、re、mi、fa、so"五个音。

（2）口唇运动，先张大嘴巴发"啊"音，稍做放松，然后做吹口哨的口形向左右移动；再次闭紧嘴唇，心中数1~10；最后用下唇覆盖上唇，用力把上唇向下拉，然后放松。

（3）伸舌运动，把舌头尽量伸出口腔外后再缩回口中；然后把舌尖尽量伸向鼻尖再伸向下巴；再次用舌尖舔嘴唇1圈，先顺时针后逆时针；最后做空吞咽动作5次。

（4）下颌练习，先用力咬紧牙关再张开嘴巴；然后用力咬紧牙齿，心中数1~10后放松；再次手平放在下颌，一边慢慢地张开口，一边用手顶住下颌，跟下颌对抗用力；最后将下颌向左右两边摆动，夸张地张嘴咀嚼食物时的动作。

（5）上述练习均重复3次。

预防感染很重要

重症肌无力的治疗以免疫抑制为主，因此感染风险更高，做好预防感染的各项工作非常重要。

（1）勤洗手，使用七步洗手法。

（2）注意饮食卫生。

①食物需要清洗干净，防止误食有害细菌。

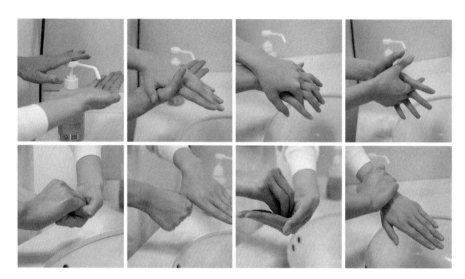

图46 七步洗手法

②尽量不要吃生、冷食物或未煮熟的肉类。

③用不同的刀板和刀具处理生、熟食物，以免引起交叉感染。

④多食用新鲜食物。

⑤在多人进餐时使用公用餐具，避免交叉感染。

（3）保持环境清洁，做好个人防护。

①居家环境要清洁、通风，每天开窗3~4次，保持空气新鲜。

②保持常用物品清洁，比如电话、门把手、浴室等，每周需要清洁1~2次。

③注意保暖。

④劳逸结合，不能过度劳累，保持良好的睡眠。

⑤去人流密集的公共场所或医院，建议戴口罩。

（许雅芳　余子）

骨关节康复

# "颈"然有序，活力无限

大家好，我是颈椎，位于头以下、胸椎以上的部位，我共有 7 块椎体，围绕在颈髓及其脊膜的四周。由椎间盘和韧带相连，形成向前凸的生理弯曲。没有人会忽略我，但是却很少有人重视我。总是把我当成奴役使，每天总有做不完的事，往往还没有缓过神来又要开始新一天的工作了。

颈椎病医疗体操
（视频）

所以，我决定！要和我的人类主人好好说道说道，让他们知道我的厉害！

看看你有没有做过这种事。在上下班路上的地铁里，你跷着二郎腿，低头挤出了双下巴，全神贯注玩着手机，这时的我可承受着 20 千克以上的重量啊！或是前晚落枕了，今天又经历了一天高强度的工作，临下班，约上小姐妹，一起去按摩馆做一个颈椎按摩，放松放松，我真的好痛啊。这些都是欺负我的证据，不会正确、合理地运用我，又不科学地"照顾"我，只会让我越来越脆弱。

随着年龄的增长，或长时间的不良姿势，轻则我的背部会隆起一个大疙瘩，俗称"富贵包"，这是我发出的危险信号，就是你们长期低头导致了我承受了太多不该承受的，如果还不引起重视，那我就会不堪重负"生病"。

颈型颈椎病：喜欢找年轻特别是好看的小姐姐，多夜间或晨起时发病，能自然缓和但反复发作，我经常会活动受限，僵硬，疼痛，带我去检查会听到颈生理曲度变直或反张、侧弯的结果。

神经根型颈椎病：我的第 5、6、7 节兄弟最容易出问题了。劳累后整个脖子会表现为僵硬，活动受限，还会导致头枕、颈、肩臂的疼痛，就连手臂也会出现触电串麻或针刺样串麻的症状。

脊髓型颈椎病：这就更严重了，双下肢会无力，抬腿困难，步态笨拙，严重的会瘫痪！

椎动脉型颈椎病：由于脖子里血管痉挛、狭窄或卡压导致脑部的供血不足，会引起突发性天旋地转、耳鸣、耳聋乃至出现猝倒，特点是症状的出现和消失与头颈位置有关，好在把我摆在一个我舒服的位置症状也会消失的。

交感神经型颈椎病：你的全身都会很不舒服，心悸、胸闷、无汗或多汗，我不舒服你也休想很舒服。

混合型颈椎病：如果你对我特别的"剥削"，那我可能就是多种不舒服同时来袭、车轮大战，是不是很可怕呀！

如果我还没有反抗，那只是暂时的，如果不改变现在的习惯并且不好好保护我，我还是会"生病"，早晚还是要来的。但是不用太紧张，我还是很讲道理的，你们可以按我说的做，我就会乖乖地好起来。

选择合适的睡姿和枕头。想不到吧，睡觉能载舟，也能覆舟，枕头可不是真的放头的，而是放我颈椎的，给我一个支撑力，还你一整天的轻松。

做做颈椎康复操。经常活动颈椎，用我做"米"字状的运动，或是经常后缩下巴，常常拉伸一下我，也会很好地保护我哦。

如果我已经有症状了，当务之急是放下手机，每 30~60 分钟就活动一下我，并且可到康复医学科就医，用科学的方法缓解不适的症状。

颈椎牵引。它可以解除颈部的痉挛；使椎间隙和椎间孔增大，解除神经根压迫和刺激等，总之这是拯救我的方法之一，对颈型颈椎病和神经根型颈椎病最有效。

手法治疗。这里可不是医院"马杀鸡"哦，和传统推拿按摩也不同，多是运用康复治疗师神奇的双手为我做关节松动，放松我紧张的肌肉，再配合自己的颈椎运动达到缓解的效果。

还有许多其他的有效治疗方法，如低频电疗，中药热敷、冲击波治疗……

这里就不一一赘述啦，如果确诊我患上了脊髓型颈椎病、神经根型颈椎病而且很严重的话，可能就需要考虑手术了。总之，好好保护我，如果有不适症状，请到正规医院就诊，切勿"病急乱投医"而适得其反！只有做到"颈"然有序，才能活力无限，让我们一起努力吧！

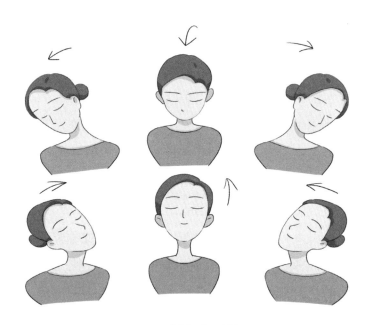

图 47 "米"字颈椎操

（潘静娴 王琰）

# "躺平"不是应对颈椎病的正确姿势

要想躺得舒服，选个合适的"枕头"很重要，软硬、高低、长短该如何选择？摆个合适的体位也要考虑，到底是侧躺好、还是平躺好？肩膀要不要垫起来？……虽然，"躺平"是对颈椎有益的，但想要"躺平"也没那么简单。

颈椎是脊柱椎体最小，但灵活性最大，活动频率最高的节段，它承载了许多功能和负荷，同时劳损、创伤以及退变也容易发生。特别是随着年龄的增长以及现代生活方式的改变，人们的颈椎存在长期超负荷使用的情况，在白天长时间低头给颈椎带来压力，夜晚不正确的睡姿，会让娇弱的颈椎在长年累月的摧残下而不堪重负。如何让我们的颈椎白天劳作一天后，能在夜晚"躺平"时得到充分的休息呢？那必然是要从枕头说起。

枕头，确切讲应该叫作"枕颈"，它垫的位置不是我们的头部，而是颈部。人的颈椎有一个向前的弧度，需要把枕头放在颈部以维持颈椎前凸的生理弧度。如果只枕到头部或者枕头过肩，就无法给予颈部支撑，颈椎的生理弧度就很难维持，紧张的颈部肌肉是无法得到充分的放松和休息，反而会加重颈肩部的疼痛和不适，甚至会加速颈椎生理弧度的异常改变。因此，"高枕无忧"并不是躺平的正确打开方式。

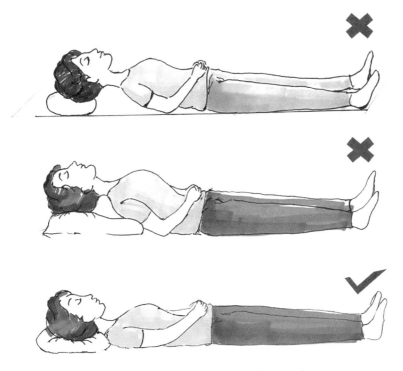

图 48　正确使用枕头（仰卧位）

　　既然高枕不能无忧，那就反向操作，干脆不用枕头，这样好吗？虽然有人撤掉枕头以后确实感觉挺舒服。民间也有流传"去枕平卧"治疗颈椎病的土方法。但这种矫枉过正的做法，显然也不正确。它相当于被动地让颈椎做后仰的动作，会导致颈椎前方肌肉的过度拉伸，后方小关节的回缩和屈曲。相对于"高枕无忧"是从一个极端走到另外一个极端，仍然不利于颈椎的健康。

　　既然躺平需要枕头，那枕头到底多高才合适？其实，我们选择枕头时，原则是要保证头部、颈部和躯干形成一条直线。由于每个人存在身高、体重和体形的差异，每个人需要的枕头高度应该是不一样的。比如体形较胖背部组织较厚的人枕头就应该适当高一点；身材消瘦的人就应该选择低一点的枕头。另外，在不同姿势下对枕头高度的需求也不一样，简单地说，就是人们侧卧位时和仰卧位时枕头的高度是不同的。因为人的肩膀宽度（侧卧位参考的高度）要大于背部厚度（平卧位参考的高度）。

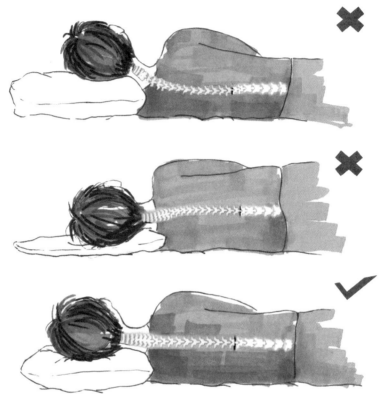

图 49　正确使用枕头（侧卧位）

因此，如何选择一个高度合适的枕头，需要综合考虑个人的身体情况和习惯，但我们可以给出几点建议：

（1）喜欢仰卧睡觉的，应选择相对较低的枕头，一般 5 厘米以下较合适。

（2）喜欢侧卧位睡觉的，应选择高一点的枕头，高度为肩膀的宽度，一般在 10 厘米以上。

（3）根据性别和体形，女性和瘦小的人可以选择低一点的枕头，相反枕头可以适当选择高一点的；

（4）对于各种原因引起的颈前伸人群，因为颈部异常前倾，应选择较低的枕头，使头面、颈部、躯干三者均保持在同一个平面，切记避免过高而加重颈前伸的问题。

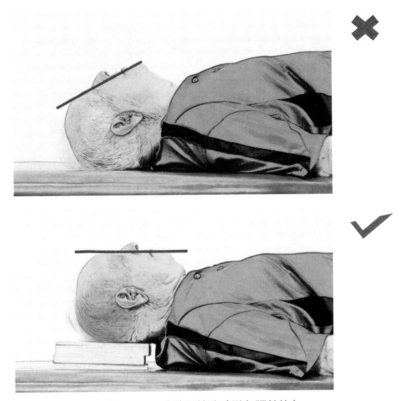

图 50　正确使用枕头（避免颈前伸）

"躺平"需要的枕头不仅关系颈椎健康，还直接影响睡眠质量，除了要高度合适，摆放合理，还需要软硬适中、舒适透气，同时要兼具支撑性的功能。目前市面上关于枕头的材质、填充物和形状种类众多，相比之下，设计合理的记忆枕应该优先选择。

最后建议大家，如果条件允许，建议购买枕头的时候，最好能够躺下亲自试一试。祝大家顺利"躺平"，睡个好觉！

（王琰　黄璞峰　张颖）

# "肩痛"不都是"肩周炎"惹的祸

肩痛是指肩关节本身以及肩胛骨周围的疼痛，相关肌腱、肌肉筋膜、关节滑膜等软组织都可引起。然而很多患者甚至一些医生都已经形成一种固定思维，以为肩痛就是肩周炎，其实不然。肩痛中仅有 15% 是肩周炎，胆结石、心肌缺血等疼痛也可放射到肩部。

### 什么是肩周炎？

肩周炎俗称冻结肩、冰冻肩，又称疼痛性关节挛缩症或粘连性关节囊炎，是肩关节周围炎症中的常见类型。由于 50 岁左右的人群易发此病，所以又称为"五十肩"。该病具有自愈倾向，随病程发展至一定阶段，炎症可逐渐消退但活动仍无法完全恢复。患者虽然疼痛得到缓解，还存在肩关节活动度的受限。

肩周炎分期包括三期：急性期（凝结期）、慢性期（冻结期）、康复期（解冻期）。急性期患者表现为肩前外侧疼痛及后伸时有束缚感。慢性期患者以持续性疼痛为主，夜间加重且影响睡眠，主动与被动活动度均受限明显。随病程发展，慢性期患者逐渐进入解冻期，该过程可持续 7~12 个月。解冻期患者炎症逐渐消退，活动度缓慢增加但无法与发病前相当。由于肩周炎具有疼痛及活动度受限的

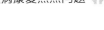

症状，患者日常生活能力将受较大影响。长期肩周炎患者可出现肩周肌肉萎缩。

### 什么是肩袖损伤？

肩袖损伤通俗的理解就是肩袖受伤了。"肩袖"指的是肩袖肌群，包括了冈上肌、冈下肌、肩胛下肌和小圆肌。约60%的肩痛是由肩袖损伤引起的，最明显的症状是肩部在上举时疼痛，夜间甚至会痛醒；患者可能伴有肩部无力，严重者举行李、端茶杯和夹菜都有困难。

在生活中，不小心摔跤时手臂撑地、提举重物等都可能使肩袖受损。年龄增长（45岁以上）或运动中使用过度等也会导致肩袖损伤。一般患者疼痛位于肩关节前侧和外侧，主动活动时加重但被动活动时无明显受限。病程较长者可出现冈上肌和（或）冈下肌萎缩。

在肩袖损伤初期，患者可遵医嘱使用消炎镇痛药、外用药，或在肩峰下间隙进行封闭注射治疗。如果保守治疗3~6个月，病情没有明显缓解，甚至有所加重，则应考虑手术。

### 相关疾病导致的肩痛

除了肩部本身问题外，胆囊炎、胆囊结石、冠心病、胰腺癌、肿瘤等也可能导致肩痛。胆结石或胆囊炎的疼痛通常会放射到右肩部或右肩胛骨处，患者常有反复发作的右肩疼痛病史，可做B超检查加以确诊。心肌缺血所引起的疼痛会放射到左边肩部，引起左边肩痛，可做心电图等检查加以确诊。颈椎病变有时也会引起肩痛，多发生于长期伏案工作者或"低头族"。

总的来说，肩痛超过3个月一定要去正规医院进行诊断治疗，以免延误病情。游泳、攀岩、网球、羽毛球等运动姿势不当、时间过长，都会导致肩痛，但这不意味着不能做运动。正确的姿势以及合适的运动量，才会带来身体健康。

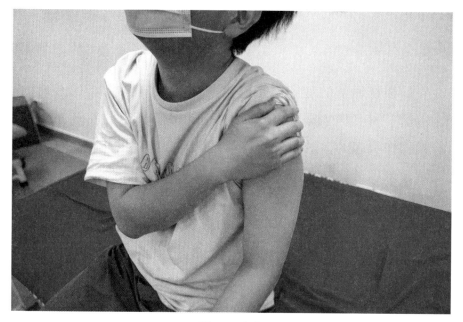

图 51　肩痛

（周憬元　陈疾忤　刘凤至）

# 冰冻肩也要多运动

冰冻肩（Frozen shoulder）又称五十肩，旧称"肩周炎"，多发于中老年人，女性多于男性。其主要表现为肩关节周围痛，大多患者伴不同程度的关节活动受限。

诱发冰冻肩发病的原因有很多：随年龄增大，软组织发生退行性改变，对各种外力的承受能力减弱；长期过度活动，姿势不良等所产生的慢性损伤；上肢创伤后肩关节固定过久，肩关节周围组织继发挛缩、粘连；肩部急性挫伤、牵拉伤后因治疗不当等。

冰冻肩早期只是感觉肩膀有些疼痛，往往不会引起患者足够的重视。随着病情进展，患者发现自己不能晾晒衣服了，再后来连梳头的动作也难以完成。其实这是炎症引起来的肩部疼痛，人体出于自我保护，在疼痛状态下就会自觉不自觉地减小肩膀的活动范围。肩膀长时间小范围活动，就会使得不到运动的那些肌肉、肌腱、韧带等软组织发生粘连，肩部活动受限和疼痛进一步加重，很大程度上影响了他们的日常生活活动。因此，对于冰冻肩患者，我们建议：

（1）姿势：不要把肩关节固定在一个位置太长时间，避免肩部肌肉劳损。

（2）保暖：日常生活中注意防寒保暖，特别避免肩部受凉。

（3）加强锻炼：适当进行关节活动范围训练（如"爬墙"练习）和肌力训练（抗阻进行活动）。如下图所示。

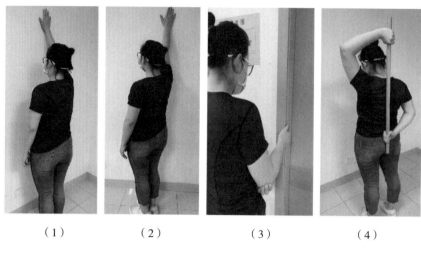

（1）　　　　（2）　　　　（3）　　　　（4）

图 52　冰冻肩自我锻炼方法

第一幅图，向前爬墙。

第二幅图，向侧方爬墙。

第三幅图，用对侧手扶住肘部，身体向对侧旋转牵拉肩前部组织。

第四幅图，在棍子或者毛巾的协助下，进行摸腰部和摸头后方向的牵拉。

肩周炎医疗体操
（视频）

以上牵拉每个方向可以进行 10~120 秒不等，重复 5~10 次。牵拉保持可以从容忍受的疼痛为宜，避免过度疼痛，在牵拉过程中应控制牵拉的肩关节不主动发力，而通过其他关节发力维持肩关节的牵拉感。

（4）如果疼痛严重，可以进行物理因子治疗，或给予镇痛消炎药物，以减轻炎症反应，缓解疼痛。

（5）活动受限严重者，可在康复治疗师的指导下进行运动训练，或行关节松动治疗。

（解二康　赵娟　刘凤至）

# 不打网球，"网球肘"也能找上门

　　"网球肘"在临床上被称为肱骨外上髁炎，是一种常见的运动损伤，症状包括肘部疼痛和僵硬。肱骨外上髁炎是指急、慢性损伤而致的肱骨外上髁周围软组织的无菌性炎症，最早见于网球运动员，但如今网球运动员仅占患者群的一小部分。该病是因手臂重复用力，导致附着在肱骨外上髁的伸肌肌群反复收缩，伸肌总腱不断受到拉伸，引起肌肉附着点的无菌性炎症，从而导致酸胀疼痛的一种疾病。如果此类症状未得到针对性处理，会呈现不断加重趋势，严重影响患者生活质量。肱骨外上髁炎可以在专业医生的指导下，通过屈伸锻炼、抗阻锻炼以及跪姿拉伸等方式进行康复锻炼，有助于恢复肘关节的功能。对于轻度的肱骨外上髁炎患者，自我康复锻炼可以是一个有效的治疗方法。下面我们将介绍一些可以帮助缓解"网球肘"症状的自我康复锻炼。

### 伸展运动

　　伸展运动可以帮助增加手臂肌肉的灵活性，并减少肱骨外上髁炎症状。您可将患侧手臂伸直，另一只手将手掌朝下的手指向手腕方向轻轻地向下拉。保持这个姿势15~30秒，然后放松手臂。重复此动作 3~5 次，每天进行 2~3 次。

### 腕部强化

腕部强化运动可以帮助增强手腕和前臂的肌肉，减轻肱骨外上髁炎的负担。您可以握住一个轻质哑铃或水瓶，然后慢慢地将手腕向上弯曲，再缓慢地将手腕向下弯曲。重复这个动作 10~15 次，每天进行 2~3 次。

### 前臂伸展

前臂伸展可以通过前臂拉伸缓解肱骨外上髁炎症状。您可以伸直手臂，并用另一只手将手掌向上推，并用手指轻轻地向下拉。保持这个姿势 15~30 秒，然后放松手臂。重复此动作 3~5 次，每天进行 2~3 次。

### 自我按摩

患者可用健侧手掌沿前臂肌肉进行自我按摩，点按曲池、阿是穴、手三里各 5 分钟。每天进行 2~3 次。

（管翀）

# 都是"勤劳"惹的祸——"鼠标手"

手麻无力，夜间常常疼醒，就是颈椎问题？去做个针灸、理疗反而情况越来越严重，直到就医检查才被告知：这是腕管综合征在作祟。

## 什么是腕管综合征？

腕管是位于手腕部一个狭长的隧道状结构，在这个管状结构的底部和两侧由手的腕骨组成，腕管的顶部覆盖着强韧的结缔组织，称为腕横韧带，正中神经经过前臂通过腕管进入手部，当腕部发生创伤、骨折、脱位、扭伤或腕部劳损，引起腕横韧带增厚或腕管内肌腱肿胀，使密闭管腔空间缩小，从而压迫正中神经，引起手指麻木无力等一系列症状群叫腕管综合征。常常发生在电脑一族或自拍一族，因此也叫"鼠标手"或"自拍手"。

## 腕管综合征有什么症状？

（1）早期只感到中指或环指指尖麻木不适。

（2）手掌、手指、手腕僵直、酸痛、不适、刺痛、麻木，疼痛可以迁延到前臂、手肘、肩背部和颈部。

（3）手的握力和手部各部位协同工作能力降低，如拧毛巾无力、穿衣无力等等。

（4）白天劳动后夜间加剧，甚至睡眠中痛醒，且遇热痛增，遇冷稍舒缓，改变上肢的姿势或甩手会一定程度地缓解疼痛，严重者手掌部会肌肉萎缩。

腕管综合征如何自测？

（1）Phalen's试验（屈腕试验）：屈肘、前臂上举，双腕同时屈曲90°，持续60秒，如患者60秒内出现桡侧半手指有麻木感或刺痛感，即为阳性。

（2）反Phalen's试验：屈肘、前臂上举，双腕同时背伸90°，持续60秒。如患者60秒内出现桡侧半手指有麻木感或刺痛感，即为阳性。

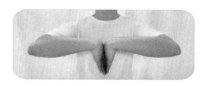 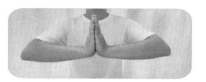

图53　Phalen's试验（屈腕试验）　　图54　反Phalen's试验

哪些人容易患上腕管综合征？

（1）过度使用手指，如长时间用鼠标或打字等。

（2）特发性腕管内腱周滑膜增生和纤维化。

（3）女性的发病率较男性更高，尤其是孕期和哺乳期妇女。

如何预防腕管综合征？

（1）工作中放松手腕：如果工作涉及收银机或键盘，请轻按按键，不要用力过猛。

（2）适当休息：每隔 30~60 分钟定期轻轻拉伸和弯曲手和手腕。

（3）保持手腕水平：避免将手腕屈曲或背伸，放松的水平位置是最好的。

（4）在工作中应注意正确地使用鼠标，保持手腕在工作中处于正常的力学状态。

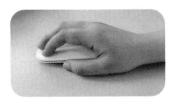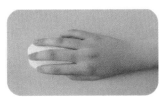

图 55　保持手腕水平

（5）手的保暖：如果在寒冷的环境中工作，则更有可能出现手部疼痛和僵硬，寒冷环境需戴上手套，保持手和腕部的温暖。

（6）功能锻炼：腕关节屈伸、尺桡偏方向肌群的牵伸训练，15×3 个 / 组；手指关节的抓握以及肌腱滑动训练 3×10 个 / 组。

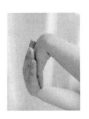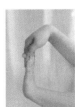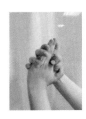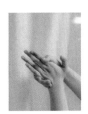

图 56　牵伸训练

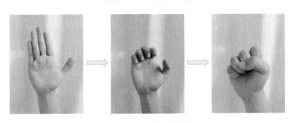

图 57　抓握训练

（吴琦琳　丁珊珊）

# 膝盖总是疼？这些情况，可能是髌骨软化症

什么是髌骨软化症？

膝关节前面有一块籽骨，也叫髌骨，能够把大腿肌肉和小腿肌肉连接起来，这样我们行走就会非常稳健。在髌骨跟股骨之间有充当缓冲垫的软骨面，无论是先天发育不良还是过度使用或使用不当，都可能造成髌骨软骨的磨损和病变，严重的则形成髌骨软化症。

髌骨软化症的主要症状有哪些？

下蹲时会痛，上下楼梯的时候会痛，早上起床膝关节前缘也会痛，而且起床的时候通常会比较重一些，稍微活动一下或者把膝关节稍微撸一下就会缓解一些。

随着年龄增长，病程延长，运动量增加，或者久坐、久站等，症状也会逐渐增加，休息后又会好一些。

造成髌骨软化的原因有哪些？和哪些日常习惯有关呢？

（1）从最常见的生活习惯来说，久坐久站、跷二郎腿、经常跪坐位等，以及喜爱穿高跟鞋的女性，易患髌骨软化症。

（2）一些先天性和后天性的因素，造成下肢结构改变，如股骨发育不良造成髌骨易向外侧脱位，X 型腿和 O 型腿，某些肌肉过度紧张或松弛，都会导致下肢受力线改变，人体在运动过程当中髌软骨就会经常磨损。

（3）不良的运动习惯，虽然现在非常提倡健身跑，然而，很多人的关节结构不一定是适合跑步的，或者在跑步中姿势不正确，以及跑步后不及时放松紧张的肌肉，都可能会继发髌软骨的损伤。

（4）长期骑自行车的运动爱好者，因为不注意调整坐垫高度，骑行过程长期处于比较低位的坐姿，导致屈膝动作过度，髌骨软骨面反复摩擦导致损伤。

### 如何预防髌骨软化症?

（1）避免撞击

髌骨软化症最好的预防就是不要有创伤，尤其是不要过度刺激髌骨软骨面。如果没有较好的下肢肌肉和强健的膝关节周围软组织，就需要避免激烈的体育活动、反复蹲起运动，以及长时间使用膝关节的爬楼梯和爬山等运动。

（2）避免久坐

久坐会让我们的股四头肌过度牵拉拉长，然后把髌骨牢牢地锁定在股骨髁间窝的髌骨滑槽里。时间长很容易引起髌骨软骨的挤压和损伤。因而，生活当中我们要避免久坐。

（3）了解膝关节结构

尽可能了解你自己的膝关节结构，有些人可能是先天性的髌骨异位，比如说稍微向外侧一点或者是向内侧一点，一般来说向外侧比较多一点，在日常活动当中就经常会出现疲劳性磨损，即反复的磨损。如果从外观上已经产生了 X 型腿、O 型腿、扁平足、骨盆前倾等身体姿态问题，请及时到康复医学科接受进一步的检查和正确的运动建议。

（4）控制体重

髌骨股骨关节是人体经常承受高强度和高压力的关节，正常行走时，髌骨需要承受 1.3 倍的体重；直膝抬腿时，髌骨需要承受 2.6 倍的体重；上楼时，髌骨需要承受 3.3 倍的体重；深蹲时，髌骨将承受 7.8 倍的体重。因而，控制体重在标准范围里是最直接地减少髌骨承受压力的有效措施。

（5）养成良好的运动习惯

人体总体是一个退化的过程，我们先要养成良好的生活习惯。"人老先老腿"，所以我们要时时不忘锻炼膝关节周围的肌肉力量。此外，正如前文所提到的，如果大家在路面上骑自行车的话，尤其是长时间骑行，一定要调整车座到合适的位置，也就是当脚踩到最低点时，膝盖依然有少许的弯曲，就是合适的高度。

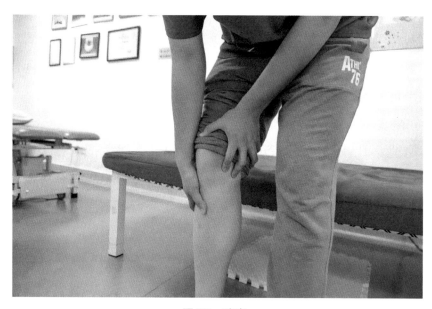

图 58　膝痛

（杨国辉　朱玉连）

# 肘关节异位骨化知多少?

周末散步时遇见小区里"广场舞女王"王阿姨,见她托着胳膊肘面露愁容,细问之下:1周前不小心摔倒,胳膊肘骨折了,不想做手术,打了石膏固定,这几天肘部总是又肿又痛还热,一动就痛,担心吃止痛药对胃不好,而且不动就不痛,就一直没吃药,也不敢活动。

1个月过去了,再次遇到王阿姨,见她更是愁眉不展,她说拆除石膏后发现自己胳膊肘伸不直,前两天去医院拍片子,医生说胳膊肘周围的肉里长了块小骨头,病名叫肘关节异位骨化,等骨头成熟了可以考虑手术切掉,但也有可能会再长出来。王阿姨很是疑惑,自己就是普通的骨折,怎么就得了这个"不治之症"呢?

## 什么是肘关节异位骨化?

肘关节异位骨化,也叫创伤性骨化性肌炎,常见于肘关节骨折或脱位后,关节附近的软组织中出现骨化块,也就是肉里或肌腱里长了骨头,是肘关节受伤后的一种严重并发症,常导致关节僵硬、屈伸或转动困难、疼痛不适。

如何预防和及时发现呢？

目前认为骨折或损伤引起的局部炎症反应导致了肘关节异位骨化，也可能与受伤后早期过度活动有关。如果肘关节骨折后到手术治疗的时间超过 1 周，或肘关节制动超过 2 周均会增加肘关节异位骨化的发生概率。目前推荐伤后服用非甾体消炎药，如塞来昔布、依托考昔等药物，进行消炎止痛，预防异位骨化，也可考虑采用放射治疗。

因伤后早期常伴随肘部肿胀、发热、疼痛，活动受限制，同时异位骨化造成的局部疼痛早期可能不明显，不易被察觉，但往往会有一定程度的活动受限加剧，因此，如果发现肘关节肿胀、疼痛、局部皮肤温度升高持续不改善，同时肘部活动范围逐渐变小，这时候就需要提高警惕，尽快就诊。因为一般在伤后 3~4 周通过 X 线可观察到异位骨化的早期病变，而超声检查比 X 线能更早发现病灶，可以帮助早发现，早治疗。

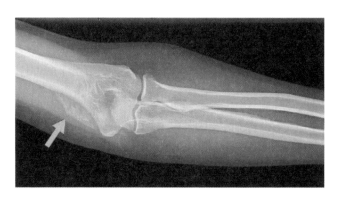

图 59　肘关节异位骨化 X 线片

确诊后如何治疗呢？

在伤后早期可以通过口服非甾体消炎药进行预防和治疗，肘关节也应加以保护，至于自己是否需要进行活动锻炼要视情况而定，如果局部存在肿胀、疼痛及温度增高，活动时疼痛会加重，则不应过度活动，需避免不当的锻炼加剧异位骨化。如上述症状不明显，可在疼痛可忍受情况下采用缓慢、柔和、渐进性运动锻炼，以保留一定程度的关节活动和功能，预防关节挛缩和肌肉萎缩。

如果肘关节损伤后异位骨化已形成，需要定期复查 X 线片，及早发现骨化灶。一般伤后 3~6 周内异位骨化有增大趋势，6~8 周后逐渐趋于稳定，同时肘关节局部微肿或肌肉僵硬、萎缩、疼痛逐渐减轻或不痛，但关节活动受限却在逐渐加重，在肘部可能会触及多个或单个坚硬肿块，在 X 线片可观察到骨化灶较前缩小，不再生长变化，说明骨化灶成熟。

对于妨碍肘关节活动、引起疼痛、造成神经损伤并且影像学提示骨化灶成熟的肘关节异位骨化，可考虑行手术切除治疗，术后可继续服用非甾体消炎药进行治疗和预防，并尽早（术后 24 小时）进行功能康复训练、动态夹板固定，术后需石膏固定 1~3 周，而手术创伤、不当的功能训练、制动等因素也存在引起异位骨化复发的风险。

（甄丽君）

# 跟腱炎——浅谈阿喀琉斯之痛

跟腱（Achilles）是连接小腿三头肌（比目鱼肌和腓肠肌）与跟骨结节的纽带，对人体的行走、跑、跳发挥着无可替代的作用。虽然，跟腱本身自带"气场"（人类最粗壮的肌腱之一），但不代表可以过度折腾。阿喀琉斯之痛，也就是我们说的跟腱炎，就是过度折腾带来的不良后果。下面让我们一起来聊聊跟腱炎。

什么是跟腱炎？

近年来，随着人们生活水平和生活方式的进步，运动意识逐渐增强，肌腱损伤性疾病的发病率同样逐渐增长。跟腱炎是最常见的跟腱损伤性疾病之一，多见于大量运动或者高强度训练之后。跟腱炎主要发生在两处：一处位于肌腱止点末端（跟腱与骨连接处2厘米内），即止点性腱炎；另一处位于跟腱中部（距跟腱与骨连接处2~6厘米），即非止点性腱炎。

哪些人群容易发生跟腱炎？

跟腱炎可发生于各年龄阶段，其中年轻人以运动劳损者多见，中年人以局部退行性变化多见；运动员人群中，年长运动员比年轻运动员（青少年和儿童运动员）更常见。

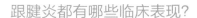

跟腱炎都有哪些临床表现？

无论是非止点性或是止点性跟腱炎，临床均表现为跟腱部位疼痛，非止点性跟腱炎可表现为跟腱周围后内侧疼痛和肿胀；止点性跟腱炎可表现为足跟部刺痛或烧灼痛，跟腱止点上方1~2厘米处有触痛。随着疾病逐渐进展，即便是轻微活动也可能引起疼痛，不仅影响运动表现能力，患者的生活质量也将受到巨大影响。

导致跟腱炎的病因都有哪些？

增加跟腱炎发生风险的因素主要有以下几个：

（1）运动前没有做好热身准备，运动强度突然增加，容易拉伤跟腱，引起急性跟腱炎。

（2）鞋子不合脚、运动场所地面过硬时，跟腱不能有效缓解负荷，会加重跟腱的损伤。

（3）扁平足、高弓足、下肢不等长、肌无力和失衡、身体柔韧性下降和关节松弛的人群，在运动时跟腱负荷加重，长期会诱发跟腱炎。

（4）使用皮质类固醇（局部和全身）、氟喹诺酮类药物（抗生素和减肥药）、合成代谢类固醇等也可能会诱发跟腱炎。

如何诊断跟腱炎？

若出现以上症状，建议尽早就医。医生会根据病史、体格检查、影像学结果等来进一步明确诊断，如需要跟腱部位的 X 线片检查、核磁共振（MRI）的扫描检查以排除其他可能引起跟腱处疼痛的疾病。

跟腱炎该怎么治疗？

跟腱炎应该及时处理和康复，否则可能引起跟腱的严重损伤或断裂。尽管目前尚无跟腱炎的治疗金标准，但多首推保守治疗。当保守治疗超过 6 个月无效后，可选择手术干预。

（1）首先应减少运动量，疼痛较为剧烈者应制动；可局部使用非甾体消炎药以缓解局部疼痛症状，改善肌张力。

（2）物理因子治疗如微波和短波、脉冲磁场、红外线、激光、体外冲击波等对跟腱炎有一定的减轻肿胀疼痛、改善功能的作用。

（3）运动治疗如离心运动（Alfredson 方案）：先用脚尖用力在阶梯的边缘抬起双脚后跟然后逐渐下降，同时将重力施加在患肢上。当完成膝部伸直状态下的"后跟下降"练习，则可以在膝部屈曲状态进行重复练习，要求患者每天锻炼 2 次，每次 3 组，每组 15 个，至少持续 12 周。牵伸等可有效提升腓肠肌与肌腱的柔韧性、减轻疼痛、改善功能。

（4）如果出现跟腱疼痛的情况，可通过合理佩戴矫正鞋垫，适度抬高双侧后跟，避免跟腱处异常应力的产生，减轻对跟腱过分的牵拉。待跟腱疼痛缓解后，及时移除加高的后跟垫片，使跟腱恢复正常功能位置。

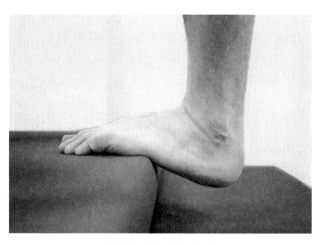

图 60　离心运动方案

（管华宗）

# 伤筋动骨 100 天，"葛优躺"可以吗？

李阿姨，一不小心从椅子跌下，膝盖着地，巨大的冲击力导致李阿姨髌骨骨折，家人将其急送医院急诊行切开复位内固定术，手术非常成功，李阿姨很快就出院了。出院后的李阿姨听从家人的建议——"伤筋动骨 100 天"，她便过上了"葛优躺"的生活。在休养3 个月后，李阿姨却发现自己膝关节僵硬，无法弯曲。这给她的生活带来了太多不便，包括走路步态异常，无法正常上下楼梯，因为无法下蹲，上厕所也受到了影响。那么，为什么会这样呢？

"手术是做了，功能障碍还在那！"

术后常见的易造成关节功能障碍的原因主要有：关节肿胀、伤口感染、骨折畸形愈合或不愈合、组织缺损、瘢痕粘连、肌肉萎缩、关节僵硬等。如果术后早期康复介入，可避免出现以上大部分并发症，从而提高手术疗效，达到事半功倍的效果。事实上，仅有成功的手术是不够的，还需要术前术后的康复治疗介入，否则再成功的手术，效果也会大打折扣！

"伤筋动骨 100 天 = 休息制动 100 天？"

古人说的"伤筋动骨一百天"指的是正常情况下，成人骨折愈合完全，大约需要 100 天。如果术后选择绝对的休息，制动患侧下肢，则会出现上述李阿姨遇到的问题，受累关节虽然愈合，但丧失了功能。

"那假如时光倒流，术后立即寻求康复介入，我会如何？"

康复治疗是手术的延续，骨科康复治疗的常用方法主要有以功能训练和运动疗法为主的运动康复手段和以各种物理因子（声、光、冷热、电、磁、水等）治疗。

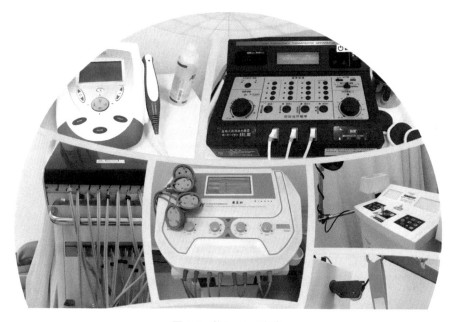

图 61 物理因子治疗

（1）物理因子在骨科伤病的治疗作用可简单概括为 5 大类：①抗炎消肿（超短波、短波、紫外线、磁疗）。②解痉镇痛（短波疗法、微波疗法、红外线、蜡疗）。③促进组织再生（红外线、音频、直流电离子导入）。④促进瘢痕软化（超声波、音频电疗法）。⑤抗肌肉萎缩（三角波低频脉冲电疗法、功能性电刺激、干扰电）。

（2）骨科疾病及术后运动功能训练方法多样，如关节活动度训练、肌力训练、牵伸放松训练、重心转移训练、步态训练等等，其中囊括的专业康复技术众多，诸如：关节松动技术、引流技术、软组织放松技术、神经松动技术等等，具体如何实施常常因患者而异，循序渐进。

（3）特殊的运动仪器训练方法：等速肌力测试与训练技术。

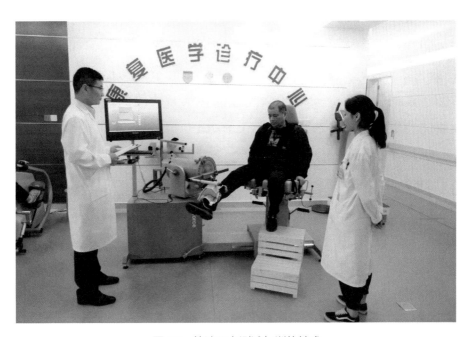

图62 等速肌力测试与训练技术

等速，顾名思义，机器运行速度恒定，运动过程中，不会产生加速运动，在整个运动过程中，机器产生的阻力与人体作用的肌力成正比。除此以外，等速肌力训练仪器具备多种训练模式，可满足骨科术后不同阶段、各种骨科伤病的肌力增强训练需要。在评估方面，等速评估方法客观准确，被认为是评估测量肌肉功能的金标准之一。

李阿姨该怎么办?

根据李阿姨的情况,康复训练应尽早开始(由于康复理念的更新,康复技术的进步,很多骨科手术术前康复治疗就已介入,为术后康复打下坚实基础,加速术后康复)。

李阿姨,术后急性期(通常是 1~4 周左右)要优先采取综合康复治疗措施,如物理因子治疗并控制疼痛,管理肿胀,以及通过关节活动度训练尽可能维持膝关节被动活动度,应用肌力训练或者等速训练仪以改善肌肉力量。

随着时间推移,过渡到亚急性期(通常 5~8 周后),如果李阿姨经过一段时间康复治疗,无明显手术部位的感染与疼痛,无明显关节活动度的丧失,此阶段的康复逐渐在第一阶段的基础上,继续增加肌肉力量,改善关节活动度,开始步行训练。

9~12 周时,李阿姨经过上述 2 个月的训练后,一切进展顺利的话,治疗师将逐渐将训练重点放在增强李阿姨下肢肌肉耐力以及协调训练上,逐渐增加活动,直至满足个人生活及运动需求,最后李阿姨就可以重新回归家庭生活以及工作。

"骨科手术只是万里长征第一步,康复才是从术后到重返正常生活的桥梁!"

(杨国辉 邹悦)

# 股骨颈骨折内固定术后的居家康复

股骨颈骨折是髋部骨折中最常见的骨折。骨折后，对于绝大部分患者首选手术治疗，手术的种类包括内固定和髋关节置换术。由于股骨颈骨折会影响股骨头的血液供应，所以股骨颈骨折内固定术后，还存在两大问题：①骨折难愈合。由于骨折后血液供应差，骨折处愈合缓慢，有的甚至会出现骨不连。②股骨头坏死。骨折虽然愈合了，但骨折后股骨头血供变差，如果不做保护，随意活动，康复不当，就将引起股骨头坏死，后患无穷。

所以，为了避免出现上述两大问题，更好地康复，我们将股骨颈骨折内固定术后的居家康复分为4个期：

### 第一期——制动期

内固定术后在患侧的髋部还需给予石膏或支具的固定，并且在制动期不能翻身，只能保持平卧位。在这一期，由于制动的关系，会出现诸如坠积性肺炎、下肢静脉血栓、压疮等并发症的问题。我们在早期就应做好并发症的预防，避免其发生。

首先，要做好良肢位的摆放，应将患肢摆放于外展微屈髋位，并用枕头垫于大腿下，以抬高患肢，促进患肢消肿。

其次，在制动期，"制动"是针对骨折处的关节而言，并非全身都需要制动。所以，还是需要做一些不违背制动原则的主动运动。训练动作包括：患肢远端的"踝泵"练习，患腿肌肉的等长收缩，健腿和双上肢的抗阻练习和呼吸训练等。

此外，可以通过物理因子来消炎、消肿，促进骨折和创口愈合。临床上常用的有激光、超声、红外线等。后期如果出现骨不连或股骨头坏死，还可以运用冲击波治疗。

### 第二期——床上活动期

在骨科拆除石膏或去除支具后，提倡："早活动"的原则。"早活动"指的是在床上尽早地进行自主的肢体活动。训练动作包括：健侧翻身，仰卧直腿抬高，俯卧勾腿，床旁伸膝，主动屈髋屈膝等。

### 第三期——负重期

为减少股骨头坏死发生的概率，通常采取患肢"晚负重"的原则。经过 X 线检查，在骨折愈合的前提下，患肢负重由 1/4 体重→ 1/3 体重→ 1/2 体重→ 2/3 体重→ 4/5 体重→全部体重。训练动作包括：站立位体重的左右转移和功率自行车等。

在具备力量的前提下，还需要进行平衡的训练。

### 第四期——功能恢复期

此期骨折都已愈合，目的在于强化肌肉和关节稳定性，全面恢复日常生活能力。训练动作包括：靠墙静蹲和跨步练习等。

围绕着股骨颈骨折内固定术后四期的康复，还需要注意饮食清淡，均衡营养，补充蛋白质和钙质，避免体重增加。同时还要保持乐观的心理。

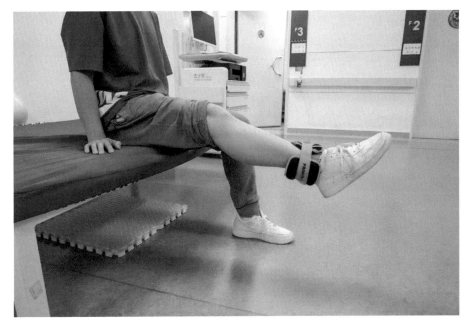

图 63　下肢肌力训练

（杨国辉　谢臻　徐岩岩）

# 全髋关节置换术后康复新解

髋关节置换术被发明已经数十年，成千上万患者因此远离疾病折磨，然而髋关节置换术后来到康复科寻求帮助的患者日益增多，那髋关节术后应该如何康复呢？

康复医生会询问你的手术方式，髋关节置换根据手术创伤大小，分为微创入路和传统入路。传统入路有后入路及侧方入路两种，共同特点是需要切断部分肌肉或者肌腱，手术创伤大。出于避免假体脱位的考虑，传统髋关节置换术后通常要求患者2个月内不能坐沙发，不能坐低矮凳子，不能下蹲，也不能跷二郎腿，并且不能内收髋关节。近十年来微创髋关节置换术发展迅速。所谓微创，是以肌肉间隙为入口置入新型假体。与传统方法相比，微创术后疼痛非常轻微，对肌肉软组织损伤轻微，术后体位限制不严格，只要身体状况许可，患者较大范围的髋关节屈曲、内收、内旋都是被允许的。

以微创髋关节置换为例，刚进行完手术的患者依然感到伤口疼痛，好在这种程度的疼痛在口服药物帮助下轻松缓解。患者还会被要求服用抗凝药物，用来预防髋关节置换术后最常见并发症——下肢静脉血栓。术后24小时，就可以在物理治疗师指导下进行站立训练，并在几天内从健侧下肢负重过渡到双下肢负重，并逐步使用四点助行器开始行走。1 周后患者可开始髋关节周围肌肉抗阻训练，也可以反复半蹲。手术大约两周后伤口基本愈合已经拆线，基本日常活动完全不受影响，可以出院回家。传统髋关节置换术由于手术损伤相对较大，患者术后早期不能进行髋内收内旋，也不能屈髋超过 90°。一般在术后 72 小时才开始下地，可能术后 1 个月才能脱离辅具长时间步行。

人工髋关节术后患者应当每年复诊 1 次，通过 X 线片明确假体情况，包括假体有无松动、髋臼位置是否异常、假体球头磨损情况等。微创髋关节置换一般使用新型假体（陶瓷臼对陶瓷头），力学性能良好，理论上可以使用 15~20 年甚至更久。

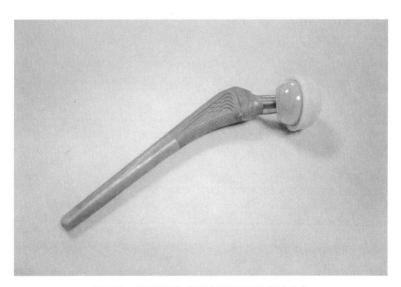

图 64 新型假体（陶瓷髋臼对陶瓷球头）

通过医生科普，患者知道在这 15~20 年时间里有很多情况需要注意。比如使用人工髋关节期间，大部分口腔科操作（例如拔牙等），都需要提前使用抗生素，目的是预防髋关节假体感染。使用人工髋关节过程中如果出现异常声响，例如局部碾轧声，提示关节位置关系可能不理想，也需要立刻复诊进行专业的处理。

在我国进入老龄化社会的当下，接受髋关节置换的患者人群不断增加，大部分患者经过术后康复训练都能达到或接近原本关节活动范围及功能，基本不会对日常生活造成影响。

（王彦旻）

# 人工膝关节置换术后康复的那些事

全膝关节置换手术又称人工膝关节表面置换手术，是目前治疗膝关节疾病最常用且非常成熟的方法之一，它仿照人体的膝关节结构，用人工假体取代已严重损坏的膝关节，以重建膝关节功能，从而达到消除疼痛、纠正畸形、恢复功能、提高生活质量的目的。随着手术技术的进步和康复方式的规范，术后患者膝关节功能恢复越来越接近正常，为了更好地达到理想效果，下面就聊聊术后康复锻炼的一些常见问题。

## 何时下地

原则上术后要尽早下地。也就是当麻醉苏醒后，具备下地的体力时就可以站立进行康复锻炼了。这时医生会告诉患者，当需要进行起立或者坐下时，应用两只手支撑膝盖的方式完成动作，这样有利于膝关节力量的训练。

## 步行训练

首先要准备一个高度合适的助行器（助步器），它可以辅助患者进行一些康复练习，具体如下：

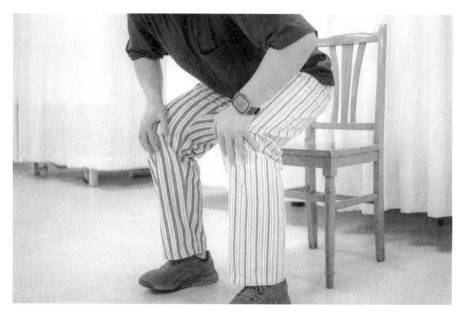

图65　如何起立或坐下

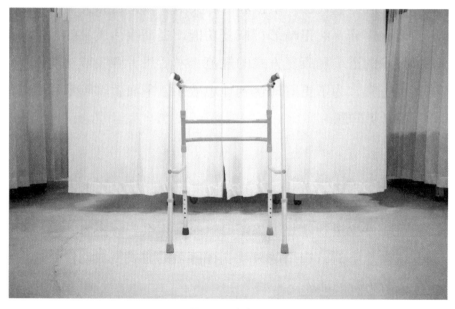

图66　助步器

（1）金鸡独立：双手扶好助行器站稳，尽量减少手部用力，抬起患侧脚，同时嘱患者抬头挺胸，保持该姿势，具体时长根据患者体力情况而定。锻炼患侧的同时，也需要锻炼健侧，方法同前。

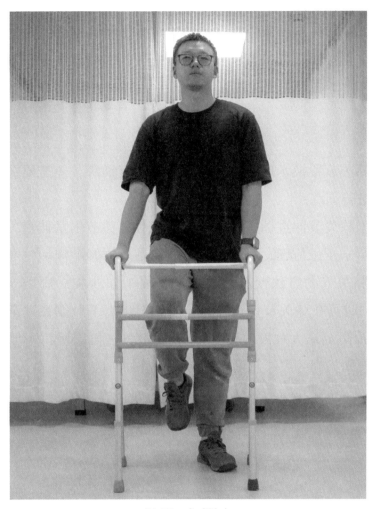

图67　金鸡独立

（2）原地踏步：双手搭在助行器上面，双脚站稳后，左右脚交替抬起，力量要均衡，要保持脚离开地面的高度尽可能一致。

（3）步行训练：站稳后先将助行器向前推一步，患侧脚先踏入助行器中，随后健侧脚再迈步，过程中助行器保持不动直到双脚落地站稳，以此重复以上动作步行。注意为了更有利于保持身体的平衡，防止跌倒，助行器向前推进的距离要远近适中，一般迈步后脚落在助行器中间稍后的部位，身体与助行器前端保持 20~30 厘米的距离。

（4）端架行走：双手将助行器端起来，抬离地面，先嘱患者原地踏步，再尝试逐渐过渡到行走，在行走的时候保持助行器拎起，如感到体力不支时应及时放下助行器，保持身体平衡，以防止跌倒。

### 关节活动度训练

全膝关节置换术后，除了需要进行步行训练，还需要针对关节活动度进行训练：

（1）膝关节伸直训练：患者仰卧位且膝关节尽量伸直，用健侧腿的力量来压患侧腿，目标是将患侧膝盖后方紧贴床面，或者采用重物压膝关节的方法使膝关节逐渐恢复（如沙袋、盐袋、米袋均可）；同时可在膝关节保持伸直位下，嘱患者下肢绷紧逐渐抬高，当下肢抬高至最大程度时保持姿势 5~10 秒，再缓慢将下肢放于床面，做直腿抬高练习，从而增加伸膝肌群的肌肉力量。

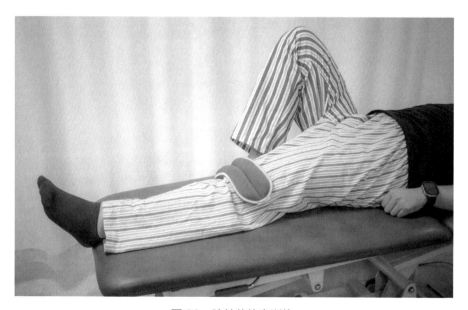

图 68　膝关节伸直训练

（2）膝关节屈曲训练：

①患者坐于床上，用毛巾或者布带折成长条状，其中心部位放在前脚掌，双手握住两端，往身体方向用力牵拉，同时做膝关节尽量屈曲的动作。

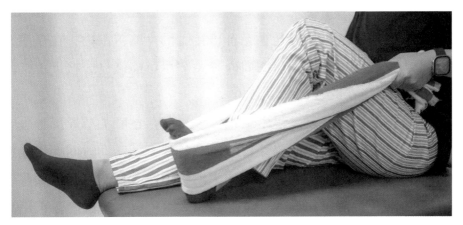

图 69  坐位膝关节屈曲训练

②患者在仰卧位下，双手抱膝，小腿自然抬离床面并垂下，这时在脚背上放点轻的衣服或毛巾，通过杠杆作用使膝关节屈曲。

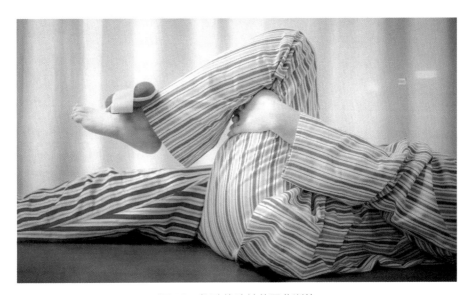

图 70  仰卧位膝关节屈曲训练

③患者在俯卧位下，膝关节主动屈曲，在他人帮助下逐渐向躯干方向加压，使膝关节屈曲角度增加。

④患者坐于床边，下肢自然下垂，将健侧脚搭在患侧脚踝上，做向下压的动作，加压与放松交替进行，从而改善膝关节屈曲的活动度。

无论哪种方法，目标是在患者可接受的疼痛范围内，在循序渐进的原则下，让患者在术后2周内膝关节尽可能恢复或接近正常的活动范围，屈曲可达到110°~120°。

另外，在术后恢复过程中患者大多长期存在膝关节局部肿胀问题。即使存在肿胀，我们仍然要逐渐延长每天的活动时间，尽量减少坐位时长，在活动中通过肌肉的主动收缩改善循环，缓解肿胀，同时还能减少深静脉血栓等并发症。白天可以在休息的时候采用高枕抬高下肢的方法，缓解肿胀。晚上睡觉时则不必刻意抬高下肢，只需要自然摆放就好。同时，在每次训练及活动后，还可以通过冷

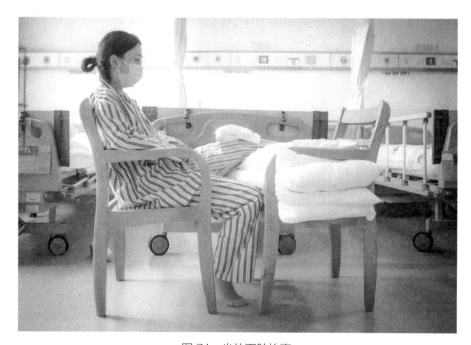

图71　坐位下肢抬高

敷的方式缓解肿胀及皮肤温度升高的情况。当然如果发现肿胀始终没有好转的趋势，甚至出现疼痛加重、功能退步等情况，尽早就医仍是最好的选择。

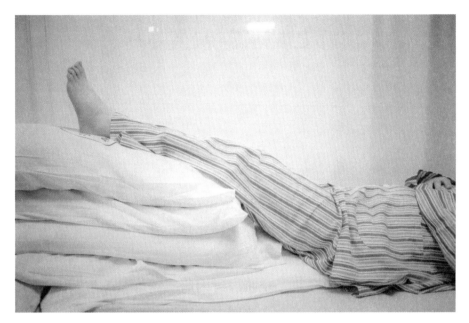

图 72　卧位下肢抬高

人工膝关节置换术是康复训练的绝对适应证，需要一个较长的康复过程。在康复中，除了自我锻炼，仍需要康复医师和治疗师的专业指导，才能避免一些术后的功能障碍。当然，膝关节置换术也并非一劳永逸，可能存在二次翻修的可能，所以在平时要学会合理运动，避免暴力，养护好膝关节。

（王琰）

# "下巴掉了"怎么办?

我们老百姓所说的"下巴掉了",在医学上专业表述应为颞下颌关节脱位,指的是下颌骨的髁状突超越正常运动限度,滑出关节凹,不能自行恢复原位的情况。

脑卒中后患者的颞肌、咬肌、翼内肌、翼外肌等与颞颌关节运动相关的肌肉不同程度无力、痉挛或者协调障碍,以及颞颌关节的关节囊与韧带松弛,稳定性变差,导致颞下颌关节功能紊乱,可能是颞颌关节脱位的潜在病理基础。

因此,当患者在打哈欠、大笑、咬嚼较大硬物或呕吐等这些诱因出现时,翼内、外肌和降下颌肌强烈收缩、牵拉,使口裂开大超过正常生理范围,髁状突滑到颞下颌窝的前下方,常常是不能自行恢复原位,出现闭口困难,此时即为颞下颌关节脱位,也就是发生了"下巴掉了"的状况。

"下巴掉了"的治疗建议:

### 物理疗法

患者平躺,颞下颌关节区域用热毛巾热敷,缓解肌肉痉挛;用双手掌或多指自上而下推、揉咀嚼肌,放松咬肌、颞肌、翼内肌、

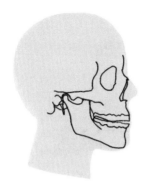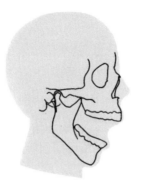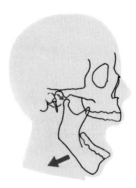

图 73 "下巴掉了"

翼外肌，调整肌肉协同运动模式及面部肌肉的本体感觉。多数下颌关节半脱位患者，可自行复位。

## 手法复位

颌面部骨折为手法复位禁忌证。如果怀疑有颌面部骨折，在试图手法复位下颌前应进行骨折处影像检查。手法复位有经典的 Hippocrates 法、手腕支点复位法以及应用咬合板使下颌骨髁突抬升复位法。这些复位方法都应由专业的医疗人员进行。

预防"掉下巴"，我们有方法：

## 咀嚼肌的训练

（1）脑卒中后，患者面部肌肉张力可能增高，患侧面部用湿热毛巾外敷 10~15 分钟，毛巾热度为 45℃左右，然后患者可以健侧手自下而上推揉对侧面部肌肉，从而放松咬肌、颞肌、翼内肌、翼外肌等面肌，需坚持每日 1~2 次，每次 30 分钟左右，持续 3 个月以上。

（2）在上下牙齿闭合状态，鼓腮训练面部肌肉。

（3）采用小开口状态下的叩齿运动和咬合状态下的咀嚼肌反复收缩与舒张。

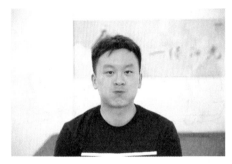
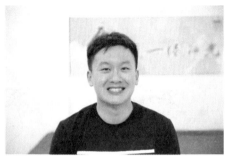

图 74　鼓腮训练　　　　　　　　　图 75　叩齿训练

（4）对于有牙齿缺失的老年人，建议进行义齿修复，并采用咬合板诱导恢复正常咬合关系。

## 注意饮食习惯

（1）不要经常吃过硬、韧性过大、体积过大的食物，同时注意进食时体位的调整，避免进食时张口过大导致脱位。

（2）进食时，左右侧牙齿交替咀嚼食物，不要习惯一侧牙齿或前牙咀嚼食物。

（3）不要长时间做咀嚼动作，如咀嚼口香糖等，从而避免引起颞下颌关节功能障碍。

## 其他方面

（1）如果经常出现"掉下巴"的情况，可以在患者下颌处于静息位时，采用弹性绷带或颏兜限制下颌运动。

（2）保持心情愉悦，避免精神紧张，同时改善老年人夜间睡眠，减少夜间活动量。

（3）避免大笑、张嘴打哈欠、用力咀嚼等动作。

（杨国辉　余克威）

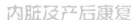

## 内脏及产后康复

# 新冠肺炎、老慢支，如何拯救受损的肺功能？

慢性阻塞性肺疾病，通俗来讲就是老百姓常说的"老慢支""肺气肿"发展而来的一种慢性疾病，也是一种受气温影响很大的疾病，一到冬天就高发。慢性阻塞性肺疾病是我国最常见的慢性呼吸系统疾病，严重影响肺功能，导致呼吸急促、喘息、咳嗽等症状。冬天的上海，寒冷且潮湿，这会导致慢性呼吸系统疾病发病率的增高。

新冠肺炎治愈后肺功能是否能完全恢复，与患者病情严重程度有一定的关系。对于轻症和普通型新冠肺炎患者，其肺功能是可以完全恢复，一般不会有肺部后遗症。但对于那些重症的患者，肺组织的炎性损伤比较明显，在肺组织修复恢复过程中可以产生瘢痕组织，肺部改变不能逆转。故患者的肺功能不能完全恢复正常，可出现不同程度的限制性通气功能障碍和弥散功能减退。患者需要进行相应的肺康复治疗，以改善其呼吸功能和临床症状。

在此，我们将为大家介绍一套简便易行的呼吸操，可更好地改善肺功能。最好在饭前进行练习，视情况每天数次不等。练习时，要使身体处于放松舒适的体位，一般常用仰卧和半卧位。哮喘患者可采取前倚靠坐位，更利于腹式呼吸。方法是在桌上放 2~3 个枕头，头向前靠在枕上，前臂放在枕下。

（1）准备活动：腹式呼吸练习，肩胸放松，肚腹扇风，呼深吸轻，平稳从容，口呼鼻吸，自然轻松。

（2）自然呼吸：两手放在腿上肩膀放松，两臂缓缓抬起与肩平，稍挺腰，吸气。两臂徐徐放下，腰放松，呼气。

（3）挤胸运动：两臂屈曲交叉，两肘贴于胸前，呼气时低头松腰，两臂自然挤压下胸，吸气时缓缓挺腰，回到准备姿势。

（4）侧弯运动：双手叉腰，拇指向后，向左弯腰，左臂下伸，右肩上抬，呼气，还原到原来姿势，吸气。然后换另外一侧进行，双手叉腰，拇指向后，向右弯腰，右臂下伸，左肩上抬，呼气，还原到原来姿势，吸气。

（5）压腹呼吸：两手叉在腹部，拇指向后，呼气时弯腰低头，两肘向前移，两手自我按压腹部，还原时吸气。

（6）转体运动：同样两手叉腰，拇指向后，向右转体，左手向右推出，呼气，还原，吸气，然后转向左侧进行，两手叉腰，拇指向后，向左转体，右手向左推出，呼气，还原，吸气。

（7）抱膝呼吸：两臂半屈，抬起与肩平，稍挺腰，呼气时左腿屈曲，两手抱小腿，使膝盖贴近胸部，还原时吸气，然后换另一侧进行，两臂半屈，抬起与肩平，稍挺腰，呼气时右腿屈曲，两手抱小腿，使膝盖贴近胸部，还原时吸气。

（8）转体弯腰：人坐在凳子前缘，两腿伸直分开，两手侧举，手心向上，挺胸吸气，弯腰转体，右手伸向左足，呼气，然后换另外一侧进行，人坐在凳子前缘，两腿伸直分开，两手侧举，手心向上，挺胸吸气，弯腰转体，左手伸向右足，呼气。

（9）折体呼吸：两臂半屈，抬起与肩平，稍挺胸，呼气并弯腰至胸部贴近大腿，两手环抱大腿，吸气时缓缓回到准备姿势。

（10）抬腿运动：人坐在凳子前缘两膝盖伸直，身体稍微后仰，左腿伸直并且尽量抬高，呼气，将左腿放下，吸气，再换另一边进行，人坐在凳子前缘两膝盖伸直，身体稍微后仰，右腿伸直并且尽量抬高，呼气，将右腿放下，吸气，左右两侧交替进行。

（11）挥臂呼吸：两手在腹前交叉，腰部放松，两手上举到头上，抬头看手，吸气，两臂分开经两侧放回腹前，呼气。

（高天昊）

# 从"心"开始——冠心病的运动康复

冠状动脉粥样硬化性心脏病是全球第一位死亡原因，它发病率高，危害严重。在我国，冠心患者群发病率和死亡率呈逐年上涨趋势。

## 什么是冠心病?

冠状动脉粥样硬化性心脏病，简称冠心病，是冠状动脉粥样硬化导致管腔狭窄或闭塞，进而引起心肌缺血缺氧或坏死而引发的心脏病。心绞痛、心肌梗死、冠状动脉狭窄植入过支架、做过心脏搭桥术的人都属于冠心患者群。

## 运动是良医

"我的心脏已经有问题了，医生怎么还要我运动啊?"许多冠心病患者觉得心脏有问题了就不能再进行跑跑跳跳之类的运动了，真是这样的吗?答案是否定的。

心脏康复锻炼，获益颇多：运动治疗可改善冠状动脉结构和功能，提高冠脉血管调节功能，改善心肌缺血和心功能；减少患者药物用量，延缓或减少因疾病进展而进行的手术治疗；降低疾病再发和死亡率；还能增强肌肉力量和功能，防止跌倒。运动是心脏康复治疗的重要方面。

### 运动要有"度"

"度"是指"运动强度"。运动强度小，不能对心血管产生有益的刺激；强度太大，对心脏反而有害，所以运动不能随心所欲。运动康复前要先综合评估，确定患者自身处于运动康复的低危、中危、高危的哪个危险层，然后决定选择居家还是医院康复，以及是否需要心电监护。

运动强度设定有三种常用的方法。①通过运动试验（金标准）确定，需要在医院进行。②心率法：运动时心率＝（220– 年龄）×40%~60%+ 安静心率。③谈话法：运动时有轻微气喘、出汗，说话基本不受限制，基本已达有效运动量。

### 心肺运动试验

运动要有个"方"子，"方"即是"处方"。运动时强度是多少？运动多长时间？每周或每天运动几次？以下是推荐运动"方"子：①运动强度：中等强度有氧运动。②运动频率：每周 3~5 次。③运动形式：健步走，慢跑，自行车等。④运动时间：30~60 分钟 / 天。也可分为多次运动，累计总时间达到 30~60 分钟。

具体的运动处方需要因人而异。根据每个人的体力、心血管功能状态以及工作、生活环境和运动喜好等制定个性化运动处方。

刚开始运动可以从每天运动 10~15 分钟开始，每周增加 5 分钟，通过 4~6 周的时间达到推荐的运动方案。

### 哪些运动比较适合？

有氧运动是冠心病患者运动处方中的主要形式，如散步、健步走、自行车、慢跑；在器械上完成的行走、踏车、划船；中国传统的功法，太极拳、健身气功等。

## 运动时注意事项

运动中有如下症状，如胸痛、头昏目眩、气短、出汗过多、脉搏不规则等情况时，马上停止运动，及时与医生联系；如果有任何关节或肌肉非正常疼痛，立即停止运动。

（刘洪涛）

# 和"糖友"聊如何运动助力控糖？

　　糖尿病是一种常见的慢性病，全球范围内的患者数呈现逐年上升的趋势。糖尿病患者需要通过饮食控制和运动等多种方式来管理血糖，以避免并发症的发生。

　　糖尿病是指胰岛素分泌不足或胰岛素作用障碍导致的代谢紊乱，表现为血糖升高。糖尿病分为 1 型糖尿病和 2 型糖尿病，其中 1 型糖尿病是由胰岛素分泌不足导致的，2 型糖尿病是由胰岛素作用障碍导致的。运动对糖尿病有很多益处。首先，运动可以增加身体对胰岛素的敏感性，从而提高胰岛素的利用效率，使血糖水平更稳定。其次，运动可以消耗体内的葡萄糖，降低血糖水平。此外，运动还可以提高心肺功能，增强身体的代谢能力，降低体重，预防肥胖等并发症的发生。

　　对于糖尿病患者而言，选择合适的运动种类非常重要，不适当的运动可能会导致血糖波动或增加其他风险。以下是一些适合糖尿病患者的运动种类：

### 散步或慢跑

　　散步或慢跑是适合大多数糖尿病患者的运动，可以帮助降低血糖水平。糖尿病患者应该尽可能每天都进行运动，并且保持较高的运动强度和频率，例如每天散步 30 分钟或每周慢跑 2~3 次。

### 游泳

游泳是一种全身性的低冲击运动，可以帮助提高心肺功能和肌肉力量，降低血糖水平。糖尿病患者可以选择每周游泳 2~3 次，每次 30 分钟。

### 瑜伽

瑜伽是一种低强度的灵活性训练，可以帮助糖尿病患者提高身体的柔韧性和平衡能力。糖尿病患者可以选择每周练习 2~3 次，每次 30~60 分钟。

### 骑自行车

骑自行车是一种有氧运动，可以帮助糖尿病患者降低血糖水平并提高心肺功能。糖尿病患者可以选择每周骑自行车 2~3 次，每次 30 分钟。

### 力量训练

力量训练可以帮助糖尿病患者增强肌肉力量，提高身体的代谢水平。糖尿病患者可以选择每周进行 2~3 次的力量训练，每次 20~30 分钟。

需要注意的是，糖尿病患者在进行运动前需要进行身体检查，以确保身体适合进行该项运动。此外，运动前和运动后应该检查血糖水平，以避免运动导致的血糖波动。如果糖尿病患者正在使用药物来控制血糖，应该在进行运动前咨询医生，以确保药物剂量和饮食计划适合进行运动。

（管翀）

# 肿瘤康复：生命的延续与品质的提升

肿瘤是指体内细胞发生异常生长和分裂，形成肿瘤组织的一种疾病。肿瘤分为良性肿瘤和恶性肿瘤，后者也就是我们常说的癌症。现在很多人都谈"癌"色变。但早在 2006 年，世界卫生组织（WHO）就已经正式将肿瘤列入慢性病的范畴。这彻底颠覆了恶性肿瘤"绝症"的形象，使恶性肿瘤正式加入高血压、糖尿病等慢性非传染性疾病的行列。

对于恶性肿瘤，世界卫生组织曾经有一个非常精辟的论述：3 个"三分之一"：三分之一的癌症完全可以预防；三分之一的癌症可以通过早期发现得到根治；三分之一的癌症可以运用现有的医疗措施延长生命、减轻痛苦、提高生活质量。

治疗癌症的常用临床方法有手术、放化疗等。在肿瘤治疗过程，康复治疗也是重要环节。临床给生命以岁月，康复给岁月以生命。"肿瘤康复"说，小孩子才做选择，生命和岁月我们全都要！

什么是肿瘤康复？肿瘤患者有必要做"康复"吗？

肿瘤康复是以肿瘤患者需求为中心，采用综合措施，旨在恢复因肿瘤及肿瘤治疗所造成的功能损伤，实现生理、心理、社会等全面康复，从而帮助肿瘤患者回归自我、回归家庭、回归社会。

康复有助于"生命的延续"和"品质提升"。肿瘤康复可以促进身体功能的恢复，提供患者心理援助，并在一定程度上防止病情的复发。在肿瘤治疗的任何时期，大量临床证据支持康复治疗可以改善癌症患者的症状和功能障碍，如淋巴水肿、外周神经疾病、疲乏、抑郁、焦虑等。此外，康复医学还可以协助癌症放化疗和免疫治疗，以减缓或抑制肿瘤进展。将康复治疗纳入肿瘤整体诊治方案中，有利于减缓患者常见并发症和功能障碍，协调促进临床治疗效果，提高患者生存质量，并有可能降低癌因性死亡风险和延长生存期。

"有时治愈，常常帮助，总是安慰"，在肿瘤治疗中，我们不仅仅要关注疾病本身，还要重视患者的身体功能和生活质量。肿瘤康复不仅治病，而且治"心"！

### 肿瘤康复什么时候开始？可以做什么呢？

康复医学中有一个重要的概念"早期康复"，是指在不引起原始疾病恶化或生命体征平稳后康复即可介入。康复在肿瘤治疗的各个时期，包括入院期、放化疗期、术后、长期康复或复发期，都能发挥很好的效果。

康复医师和治疗师会根据患者的个人情况，进行有针对性的功能评估，根据评估结果制定个性化的综合康复治疗方案，以改善患者的功能障碍，提高其生活质量，促进全面康复，重返社会。常用的康复方法包括理疗、运动疗法、作业治疗、心理治疗、言语治疗及中医传统疗法等。

肿瘤康复是一个复杂而长期的过程，仅仅靠治疗师每日协助进行的康复治疗是远远不够的。且康复特别强调"主动康复"的概念，需要患者积极主动地加入康复的过程，这有助于提高康复效率。最简单的主动康复就是运动！但要明确的是，肿瘤患者应该根据医生及治疗师的建议及自身情况选择合适的运动，不合适的运动有可能引起病情恶化或其他并发症。

根据专家共识，适用于大多数癌症患者的普适性运动方案为：每周至少进行150分钟中高强度有氧运动和每周至少2天抗阻运动。常见的有氧运动包括散步、慢跑、骑单车、游泳、打太极拳等。肿瘤患者可以选择每周有氧运动3~5次，每次30~60分钟。各种锻炼肌肉力量的运动都属于抗阻运动，例如使用健身房里的握力器、单杠、哑铃等。最简单易行的抗阻运动就是举哑铃。如果家里没有哑铃，可以用装满水的瓶子代替哑铃练习。肿瘤患者可以选择每周抗阻运动2~3次，每次运动应包括全身主要大肌群，每组休息间歇时间≥60秒，每次运动时间约10~15分钟。

总之，肿瘤康复道阻且长。但是，随着医学技术的不断提高，肿瘤的治疗也越来越多样化。肿瘤康复也逐渐成为肿瘤患者积极治

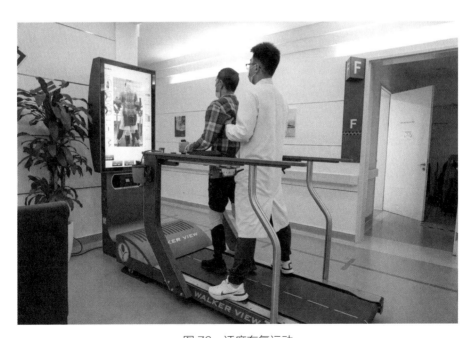

图76　适度有氧运动

疗的重要组成部分。患者可以通过康复训练和保持良好生活习惯来提高自身的抗病能力，增强自信心，让自己逐渐走出病痛的阴影。

（彭书聪）

# 乳腺癌康复，术后也可"乳"此美丽

许多做了乳腺癌手术的患者都会有这样一些疑问：

"昨天刚做了乳腺癌手术，今天能不能活动？"

"术后想锻炼，又不知道怎么锻炼合适？"

"做完手术 1 周了，发现手臂有一点点肿，正不正常？"

乳腺癌术后正确的康复指导对于患者恢复是非常重要的，术后前 3 个月内尤为重要。

## 为什么术后需要功能锻炼？

运动是乳腺癌术后治疗和康复的重要组成部分。它可以帮助您：

（1）保持肩部的活动度，减少关节僵硬。

（2）减少疤痕粘连挛缩，预防上肢水肿。

（3）提高肌肉力量。

（4）重新开始日常生活。

## 康复功能锻炼的原则

功能锻炼需要严格遵守循序渐进的原则，不可以随意提前，也不能过快增加运动量，以免影响伤口愈合。

从术后的第一天起，患者就可以开始进行轻微的活动。患者可能会感觉胸部和腋窝有点紧，这些都是正常的，会随着运动而逐步减轻。在运动的过程中，皮肤和组织感到拉扯和伸展是正常的，但是不应出现疼痛或手臂肿胀加重。

建议每天至少运动 3 次（早中晚），每次持续 10~20 分钟，并根据疲劳程度、特殊情况（皮下积液较多、行乳房重建术、皮瓣愈合不良等）灵活调整。

### 功能康复锻炼方法

**术后 1~3 天**

以手指、手腕、肘关节活动为主，限制肩关节活动。避免手术一侧的手臂突然用力，例如：不要患侧卧位，用患手支撑起床，用力推开门，用力把东西拉向自己等。

（1）腹式呼吸：鼻子吸气鼓肚子，嘴巴吐气瘪肚子，重复4~5 次。

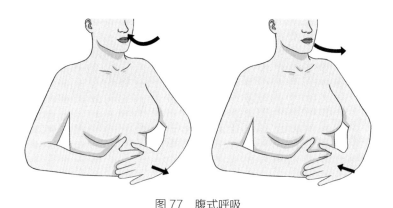

图 77　腹式呼吸

（2）握拳运动：把手术一侧的手臂放置于高出心脏的水平。慢慢地张开并握紧拳头。

（3）手腕运动：把手腕向内外旋转 180°，或手腕上下移动。

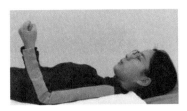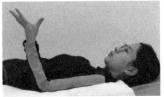

图 78　握拳运动

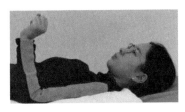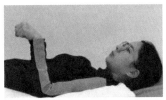

图 79　手腕运动

（4）屈肘运动：慢慢弯曲和伸直肘部。

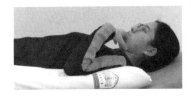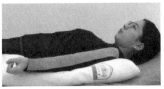

图 80　屈肘运动

**术后 4~7 天**

鼓励用患侧手洗脸、刷牙、进食、梳头等，并作以患侧手触摸对侧肩部及同侧耳朵的锻炼。耸肩、转肩、前臂内外运动。

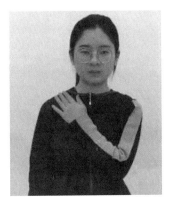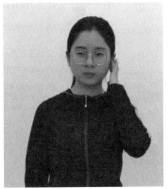

图 81　患侧手触摸对侧肩部及同侧耳朵的锻炼

**拔除引流管后**

主要为手臂和肩关节的锻炼，改善肩膀活动。一开始的强度不要过大，在没有明显疼痛的前提下逐渐增加运动量。

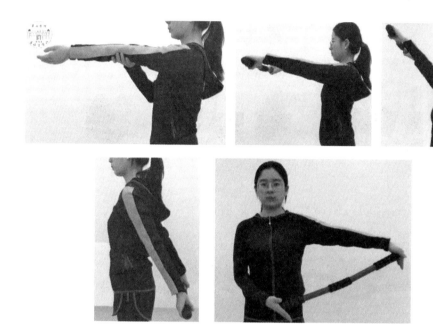

图 82　拔除引流管后的锻炼

**拆线后**

肩关节和背部肌肉强化训练，增加肩关节活动范围和肌肉力量，逐渐恢复至术前功能状态。

爬墙运动：面对墙面，脚趾离墙大约 20~30 厘米，然后把手放在墙上的肩膀水平。用手指尽可能高地爬墙，直到感觉到肩部拉伸，然后回到开始的位置。手术一侧靠近墙面，肩部距离墙面大约 40~50 厘米。将手术侧的手放在墙上的肩部水平，然后慢慢地向上移动，直到肩膀感觉拉伸，回到开始的位置。

术后日常护理需要注意

（1）预防感染：保持患侧皮肤清洁；不宜在患肢进行有创性的操

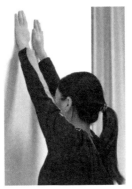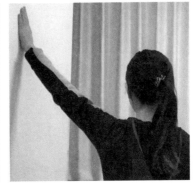

图 83　爬墙运动

作，例如抽血、输液等；洗涤时戴宽松手套，避免长时间接触有刺激性的洗涤液；避免蚊虫叮咬；衣着、佩戴首饰或手表时一定要宽松。

（2）避免高温环境：避免烫伤；患侧手臂不要热敷，沐浴时水温不要过高；避免强光照射和高温环境。

（3）避免负重：避免提、拉、推过重的物品；避免从事重体力劳动或较剧烈的体育活动。

（4）其他：尽快恢复手臂功能，不要忽视轻微的手指、手背、上肢的肿胀；乘坐飞机或长途旅行时戴弹力袖套；在医生指导下进行适当的体育锻炼，避免过度疲劳。

（沈莉）

# 生完就会松？产后真正该修复的是这里

　　不管是剖还是顺，在生产过程中很多妈妈的盆底都会受到不同程度的损伤，打个喷嚏就漏尿了，子宫脱垂、阴道松弛，甚至夫妻生活也不和谐……数不尽的难言之隐呐！

生完就会松？产后真正该修复的是这里（视频1）　生完就会松？产后真正该修复的是这里（视频2）　生完就会松？产后真正该修复的是这里（视频3）

　　其实，对于大多数产妇来说，松的不是你羞于说出来的地方，而是盆底肌肉。女性的盆底肌肉作用非常强大，就像"吊网"一样承托和支撑着膀胱、子宫、直肠等盆腔脏器，除了让这些器官维持在正常的位置，还参与控制排尿、排便、维持阴道的紧缩度、增加性快感等。在女性的一生中，盆底肌肉受重压和创伤的机会较多，比如怀孕生子。无论是顺产还是剖宫产，巨大的压力都可能让盆底肌肉受到损伤，导致这张网的支撑力不足，弹力变小，出现松弛，也就是盆底功能障碍，从而导致一系列"尴尬"。

这些表现提醒你盆底肌可能松了：①压力性尿失禁（咳嗽、打喷嚏、运动时漏尿）。②会阴部膨出物或下坠感，即盆腔器官脱垂（膀胱、子宫、直肠脱垂）。③大便失禁、性功能异常、慢性盆腔痛等。

但是，很多商家就因此偷换概念，让你羞答答打开钱包，遇到这种情况怎么办？

肯定不是相信什么美容院、保健场所的广告，赶紧到医院来康复，为时还不晚。现在就教你 4 个简单易行的训练方法，已被研究证实能够有效改善盆底肌功能。

### 凯格尔运动

①先找到盆底肌：在排尿时尝试暂停，此过程用力的肌肉就是你的盆底肌。②收缩盆底肌，保持 5 秒钟，然后再放松 5 秒钟。重复以上动作 10 次，每天 3 次。

开始做凯格尔运动前，要排空膀胱，以减轻盆底肌的负担。否则，在膀胱充满尿液的时候开始凯格尔练习，不仅会使盆底肌的力量变弱，还会增加尿路感染的风险。

### 深蹲

①站直，两脚之间的宽度略大于肩宽，脚趾稍向外伸。②弯曲膝盖，臀部向后推，假装坐在椅子，收下巴，颈部中立。③下蹲，直到大腿与地面平行，保持重心在脚后跟上，膝盖稍微向外弯曲。④伸直腿，直立。重复做 15 次。

### 桥式运动

①躺在地板上，脊椎紧贴地面，膝盖弯曲成 90°，双脚平放，

手臂伸直放在身体两侧，手掌朝下。②吸气，脚后跟用力，抬高臀部，注意这时身体到膝盖处应成一条直线。③顶起臀部时，暂停1~2秒，再回到起始位置。10~15次为1组，每次做2~3组，每组休息30~60秒。

### 剪刀腿平板支撑

①开始时背部着地，然后膝盖弯曲，大腿垂直地面，小腿平行于地面；腹部绷紧，双腿并拢。②能稳定下来后，开始慢慢分开双腿，双膝向外扩，直至到一个自己舒适位置，然后慢慢上升到起点。上述动作10~15次为1组，每组做3次。

需要盆底康复治疗的人群包括：盆底功能障碍性疾病如各种脏器脱垂如子宫及阴道前后壁脱垂、膀胱直肠脱垂、阴道松弛、阴道痉挛、性交疼痛、无性高潮、性欲下降等。

不能进行盆底康复治疗包括阴道感染急性期；恶露未干净或者经期出血多者；精神障碍者；体内有植入金属物。

产后42天到1年是修复的黄金阶段，相信通过相应的检查和锻炼美丽的姐姐们一定能找回原来的自信！

（汪泱）

# 如何应对产后腰痛?

产后腰痛是困扰产后妈妈们的常见症状之一,不少宝妈都靠自己忍过去,但很多人已经发展到坐着抱娃喂奶,时间长一点就感觉腰痛难忍,严重影响日常生活,加之产后情绪调节不及时,引发产后抑郁等问题。

为什么产后腰痛这么常见?

(1)怀孕期间,随着宝宝生长发育,腹部逐渐向前突出,骨盆前倾和腰椎前凸逐渐加大。部分宝妈分娩后,连接骨盆、脊柱的韧带变得松弛,压迫到盆腔神经、血管而引起腰痛;有些腰痛还与麻醉穿刺损伤有关。

(2)内分泌系统的变化,分娩后子宫等各相关内脏器官不能在短时间内完全复位,恶露排出不完全引起盆腔血液瘀积,这些都容易引发腰痛。

(3)腹壁肌肉功能降低:产后运动减少,一般躺着或坐着,营养丰富体重增加,腰部肌肉的负荷变大,出现腰肌劳损进而导致腰痛。一些宝妈产后保暖工作未做好,过早的重体力活动,也会引发腰痛。

（4）不良姿势的影响：产妇喂养新生儿的姿势不当，比如固定一个姿势哺乳，腰部肌肉长期处于紧张状态，引起单侧的肌肉疲劳，导致产后腰痛的发生，此外，坚持母乳喂养的妈妈消耗了自身大量的营养，普遍存在严重的钙流失，也易引起腰痛。

整体上来讲，产后腰痛原因众多，腹壁肌肉功能失调只是其中之一。常见的康复手段包括手法康复、神经肌肉电刺激疗法、运动疗法等在内的综合康复方案。

（杨国辉　朱俞岚）

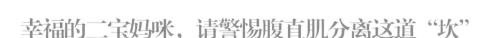

# 幸福的二宝妈咪，请警惕腹直肌分离这道"坎"

随着二孩政策的放开，越来越多的家庭开始迎接第二个宝贝的到来。当新生命降临，二宝妈妈们沉浸在再为人母的幸福愉悦的心情中时，千万要留意一条不容忽视的"坎"——腹直肌分离。如果生完宝宝很久后，妈妈的肚子仍旧隆起、松弛，长期不能恢复，那就一定要多留心了。

腹直肌分离有什么危害？

（1）腰背痛：腰背痛是指腰部或下背部疼痛。大部分单纯的腰背痛是因为肌肉痉挛所引起。

（2）腹壁形体、外观的改变：生育后由于腹壁的张力和弹性大不如前，轻度的腹直肌分离可渐渐愈合，严重的腹直肌分离很少能自行愈合，变成了很形象的"青蛙肚"：上下腹分界明显，下腹部膨隆、增厚，重者可呈鼓状，腰围增粗，腹性肥胖。

腹直肌分离有什么好的预防和康复方法？

（1）饮食方面。

在怀孕期间要避免摄取过多的甜食及油炸食品，应摄取均衡的营养，改善皮肤的肤质，帮助皮肤增强弹性。控制糖分摄入，要控制体重增长。每天吃富含维 C 和粗纤维的蔬菜、水果，可以增加细胞膜的通透性和皮肤的新陈代谢功能。

（2）运动方面。

适度的运动或轻便的家务有助皮肤弹性恢复，对增加腰腹部、臀部、乳房、大腿内侧等部位的皮肤弹性有明显效果。对于孕妇而言，可坚持做孕妇操、孕妇瑜伽，经常锻炼，不仅利于自然分娩，还对产后恢复非常有益。但是，运动都要适量，运动量太少无效果，太过反而对身体有害。

（3）康复理疗：可通过低频脉冲电流刺激神经或肌肉，使其收缩，以恢复其运动功能。低频电刺激或肌电生物反馈疗法可以增加腹直肌的肌力，同时可以有效放松腹斜肌的紧张。

**需要提醒的是：**

腹直肌分离的程度越轻，康复及手术治疗的效果越好。

**我们的建议：**

（1）如果产后筛查发现有腹直肌分离征，建议尽早就诊，接受康复治疗或者手术治疗。腹直肌分离的程度越轻（2~5 厘米），康复及手术治疗的效果越好。等发展到后期分离程度 >5 厘米，甚至形成腹壁缺损，无论是手术创伤（要做前腹壁肌肉组织分离技术）、手术效果（复发率、术后外观恢复）、还是手术费用（需要用到补片和钉枪），还有远期并发症的发生率，都不如前者满意。

（2）评估方法可以采用 B 超检查，不仅能有效评估腹直肌分离的程度和腹壁肌肉组织的功能情况，而且没有辐射，是产后腹直肌分离征的首选检查。

（姚琪远　朱俞岚　国辉）

儿童康复

# 脑瘫患儿的康复路

脑性瘫痪，又称脑瘫，通常是指在出生前到出生后 1 个月内由各种原因引起的非进行性脑损伤所导致的以中枢性运动障碍和姿势异常为主的综合征，常伴有智力缺陷、癫痫、行为异常、精神障碍及视、听觉、语言障碍等症状。脑瘫在临床上可分为痉挛型、不随意运动型、共济失调型、肌张力低下型和混合型等 5 型，其中痉挛型占 60%~70%，是造成患儿肢体残疾的主要类型。

脑瘫是可以治疗的，而且越早进行干预效果越好，所以早期的诊断和治疗对于脑瘫患儿的康复是至关重要的。

目前，国内外尚没有治疗脑瘫的特效药，通常采用长期的综合性治疗，包括运动疗法、言语疗法、认知疗法、作业疗法、中医针刺、按摩、药物治疗等。

脑瘫患者康复治疗的目的是通过强化儿童的运动控制水平、知识水平、社会参与和独立性来尽量减少障碍。在患儿诊断为脑瘫后，就应该及时接受专业的功能性康复训练。一般来说，脑瘫孩子半岁之前是治疗的最佳时期。

脑瘫康复是个长期的过程，仅靠治疗师每天 1~2 小时的训练不可能解决全部问题，为保证患者得到切实有效的治疗，必须让家长在医生的指导下学会给孩子进行家庭康复治疗，这样才能确保患儿获得长期有效的康复。康复治疗除了运动康复外，也包括相应的语言、智力、癫痫及行为异常的综合干预，还要培养他面对日常生活、社会交往及将来从事某种职业的能力。

运动疗法是脑瘫患儿的痉挛状态最重要的治疗方法，主要是通过主动运动、被动运动来改善运动障碍，包括关节活动度训练、增强肌力训练、姿势矫正训练和神经生理学疗法等。除此之外，近年来神经阻滞技术由于降低肌痉挛疗效显著和快速，在脑瘫康复治疗中越来越受到重视，包括使用肉毒杆菌毒素或苯酚等局部神经肌肉阻滞治疗。其中，肉毒杆菌毒素 A 局部注射应用广泛，疗效已在临床研究中广泛证实，但肉毒杆菌毒素对于肌肉挛缩畸形疗效差。因此，需在患儿痉挛状态出现肌肉关节挛缩之前应用肉毒杆菌毒素注射来缓解和控制痉挛，干预越早，对治疗反应越好，适宜年龄在2~6 岁，最早可提前至 1 岁。神经外科手术和骨科矫形手术多用于严重痉挛状态和关节畸形，通过上述康复治疗方法疗效欠佳的患者。

脑瘫诊治的关键除了加强脑瘫的认识，还要纠正一些诊治方面的误区，比如很多家长因为没有相关知识而没有带孩子及时就诊，延误诊疗时机，或在康复治疗过程中，忽视了家庭康复，这些有可能会对孩子的康复疗效构成不良影响。脑瘫的治疗需要利用各种有效的手段对患儿进行多学科的长期、规范的综合性治疗，最终使患儿能够获得最佳的运动、言语、认知等各方面能力发育，为将来在学习、工作和生活中获得完全独立提供基础。

（杨国辉　吴军发）

# "足"以影响全身

她漂亮聪明，他相貌英俊，他们第一次相亲，她拒绝了他；竟然只因为他的体态不佳。

虽然人们经常说不要"以貌取人"，但现实生活中，无论人际交往、找工作抑或相亲，"第一印象"的重要性还是不言而喻的。毕竟，多数人还是天然地要"以貌取人"。当然，这个"貌"不单单只指长相，它是对个人形象的概括，身高、体重、五官、体态都会影响个人形象。

五官与生俱来，身高具有遗传相关性，体重可以自我控制，并且深受重视。随着人们生活品质的提升，个人体态管理也逐渐成为热门话题。我们倡导要身姿挺拔，要优雅自信，网上也有各种各样的教程，但有时候却效果不佳，反而练出其他问题。殊不知，支撑人类站立行走的双脚也有"足以影响全身"的大作用。

当直立行走成为人类最基本的行为方式，双足不仅是行走的工具，也承担了身体的全部负荷，是人体的地基。众所周知，地基打得牢，大厦才能建得高。作为地基的双足如果出现问题，就会导致身体力线异常，影响足部以上的关节与结构，并产生级联放大的效应。

足以影响全身
（视频）

足，何以影响全身？

一双足占身体的比例很小，但却占据了人体 1/4 的骨骼，众多的关节、肌肉、韧带使足具有复杂多变的解剖结构，成为功能精细且坚实有力的运动器官，维持人体在动态和静态的姿势与活动，起到支持与平衡身体的作用并具有传递运动的功能。

足弓是人类为了适应直立与行走的需要演化而来的，帮助人类保持稳定性，在活动时适应凹凸不平的地面，前进时通过杠杆作用产生推进力，并在触地时具有弹性减震的功能，对保护大脑、脊椎、胸腹器官具有重要作用，又被称为"天然减震器"。正常情况下，每侧足都具有内外侧两个纵弓和一个横弓。

**1. 扁平足与高弓足**

由于内侧纵弓较高，活动度较大，负重状态下塌陷即为纵弓塌陷；外侧纵弓较低，负重状态下消失是生理状态，横弓塌陷表现为负重状态下楔骨、骰骨及跖骨头部向地面下沉，临床以足内侧纵弓塌陷较为常见，导致足底接触面积增大，称之为扁平足。

当足弓塌陷后，人体在站立时多伴随跟骨外翻，带动距下关节向内偏移，导致上位的胫骨与股骨内旋，出现膝关节的外翻，由于小腿骨先于大腿骨内旋，导致膝关节内侧压力增加，从而出现膝内侧韧带和半月板损伤。股骨内旋则会增加髋臼外侧的压力，使骨盆前倾增加，腰椎前凸增加，使腰椎压力异常增加，更容易引发腰椎间盘突出等腰椎问题。

足弓塌陷会带来一系列下肢力学的异常。是不是足弓越高越好呢？当然不是！

与扁平足对应的是高弓足，也是一种足部畸形。高弓足的足纵弓增高，足长度变短，足底与地面的接触面积减少，使足弓的弹性减震功能下降，还造成站立行走时更容易疲劳，也存在更高的踝足

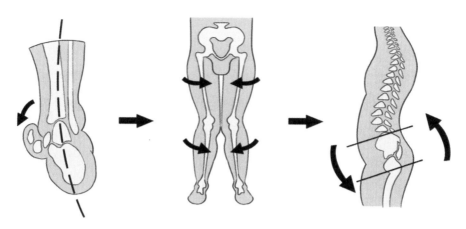

图 84　扁平足对人体的影响

损伤的风险。

　　除此之外，高弓足多伴有距骨内翻，与扁平足相反，带动距下关节向外偏移，导致胫骨和股骨外旋，使膝关节内翻、髌骨高负荷；随之可能出现股骨外旋，引发骨盆后倾，腰椎前凸变平，减小甚至消失的腰椎生理曲度会使脊柱的减震作用大打折扣，长期也会造成腰椎病变以及肩背部疼痛等。

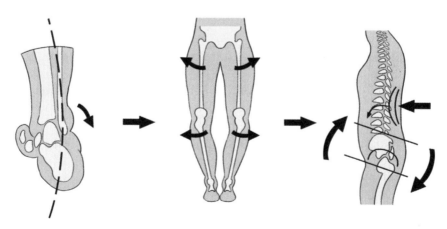

图 85　高弓足对人体的影响

## 2. 内、外八字足

"内八字足"指在运动体位下，足尖向内，足跟向外。"外八字足"则相反。专业的是通过"足偏角"的角度划分"内外八字足"的。

下肢胫骨沿其纵向轴的向内或向外扭转，从而使胫骨近端和远端关节运动平面的相对位置发生变化而形成内外八字。表现为在行走过程中，脚或脚趾过分靠近中线或远离中线，而骨骼和肌肉均有非凡的适应能力，胫骨向内扭转往往伴随髋关节外旋肌群代偿性紧张，胫骨向外扭转则伴随髋关节内收肌群的代偿性紧张。

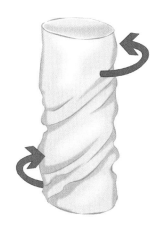

图86 胫骨扭转的示意图

从外观上讲，八字足步态会直接影响行走、运动的体态，大大降低身体的美观程度。通常来讲，0岁时候胫骨扭转角度是0°，随着发育，6~7岁胫骨扭转角度达到正常的13°~18°，这样就可以保证步态摆动期和触地期保持正确的落地角度。小于或大于这个范围即为内八字或外八字。

这里特别值得注意的是，在骨骼停止生长前，胫骨扭转异常是可以通过基于生物力学原理的步态板足部矫形辅具实现逐步矫正，但骨骼发育成熟后就无法干预了。

### 3. 不对称足

同一个人的足部异常情况，往往是不对称的，例如一侧是扁平足或高弓足，另一侧是正常足；或者两侧扁平及跟骨内外翻的严重程度不一致；或者一侧内八字，一侧外八字；或者两侧内外八字程度不一。上述这些不对称的足部问题，逐级向上影响，导致整个骨盆的旋转和倾斜，并使人体产生一些适应性的改变，如脊柱侧弯、高低肩和躯干的旋转和倾斜等问题。

由此可见，足部异常可以通过力的传递导致人体产生适应性的姿势异常，这些异常的姿势就是关节、肌肉以及韧带病理性机械压力的源泉，长期的结果就是身体的疼痛及运动能力的下降，甚至关节、韧带的损伤。

### 4. 长短腿

除了足本身的异常问题，我们还需要关注长短腿。在步行或任何承重活动中，足、腿、髋及背部的所有肌肉共同协助以提供平衡的运动。长短腿会持续影响髋及背部在活动中保持平衡的能力，背部疼痛是长短腿人群很难回避的健康问题。由于下肢力学结构异常影响步态模式，明显的双下肢不等长可导致功能性的脊柱侧凸，还伴随膝痛、长腿侧拇指疼痛，短腿侧踝关节内翻导致外踝扭伤，长腿侧踝关节外翻导致内踝疼痛，长腿侧的髋关节及骶髂关节疼痛也更多见。

尤其值得注意的是，轻微的 3 毫米到 1 厘米的双下肢差异，身体会通过代偿的方式来掩盖问题而导致被忽视，但如果不进行治疗，也给身体造成持续不良影响。

青少年足健康要关注

生长发育高峰期的少年儿童，由于他们身体的可塑性和代偿能力极强，肌肉力量又相对薄弱，足部异常更容易导致全身的适应性改变。该阶段的足部生物力学问题如果不受重视，可以控制的病症如果未能得到治疗，会导致结构性病症从而出现全身的继发症状。

因此，在青少年时期尽早确定并处理足部问题，会在人生相当长的时间内减少病痛等问题的出现。

### 足部问题的自我筛查

虽然足位于身体的最远端，无法像容颜一样拥有人们的时刻关注，但它默默无闻，让我们拥有脚踏实地的存在感。在日常生活中，也要定期关注它，爱护它，检查它。以下一些方法可以帮助我们及早地发现足部问题：

（1）观察鞋底，及时发现是否存在异常磨损。

（2）观察足部外观，是否存在拇外翻、反复磨损的老茧等。

（3）是否存在不能缓解甚至持续加重的下肢关节疼痛。

（4）常规的活动是否存在反复的踝扭伤。

（5）对于成长中的孩子，还需要关注孩子的足弓发育问题；

（6）走路过程中足尖及足跟的方向，是否存在偏内或偏外。

### 足部问题的干预策略

对于出现足部或下肢问题的儿童青少年，绝大多数不需要进行手术治疗，多数情况下通过保守的干预策略可以很好地矫正和解决现有问题。针对他们生长发育特点一般采用非侵入性、非药物性的保守治疗手段，促进人体的康复和健康。

目前的保守治疗中又往往有三类的解决办法：

（1）手法矫正：利用医生和治疗师对人体进行治疗和康复的技术，促进关节活动、肌肉力量、神经感觉，从而矫正现有姿势力学异常；

（2）运动康复：个性化针对性地对每一个儿童姿势异常设计肌肉与运动模式的矫正性方案，并让儿童来长期科学地运动训练；

（3）足部矫形辅具：对于足部畸形或异常，可以使用辅助器具进行矫正，其中应用最为广泛的便是矫形鞋垫。矫形鞋垫是一种放置在鞋子内部，用于纠正足部畸形和改善步态的辅助装置。其主要作用包括以下几个方面：①改善足部畸形：足部矫形鞋垫可以通过提供适当的支撑和压力，纠正足部畸形，如扁平足、高弓足、外翻足、内翻足等，从而减轻疼痛和不适。②纠正步态异常：足部矫形鞋垫可以改变足部的力量分布和步态模式，从而纠正步态异常，如走路时的跛行、踝关节异常等。③减轻疲劳和提高舒适度：足部矫形鞋垫可以提供足部的支撑和缓冲，减轻足部的疲劳和不适，提高穿鞋的舒适度和稳定性。④预防和治疗足部疾病：足部矫形鞋垫可以预防和治疗各种足部疾病。相关问题需要评估、制作、配置、穿戴调试。从而实现功能性、舒适性的目的。

这三种方法对于儿童青少年的姿势力学异常矫正如果能够一起实施，当然效果最佳，但由于孩子们正处于求学阶段，不能时常到医院康复科矫形手法物理治疗和运动康复训练。因此，我们会建议孩子们佩戴矫正辅具的情况下，定期地复诊与评估姿势力学异常的改变状况，从而不断检测儿童青少年姿势异常问题的矫正效果。

现代足病学的创始人 Bourdiol 医生提出"足部是神经肌肉回路的起点，控制着身体的整体姿势"，任何足部生物力学异常都会导致人体上位运动链中的各个部位出现问题，引发不同类型的肌骨疼痛。因此，"足"以影响全身，绝对不是随便说说的事情！

（黄璞峰　张颖　任挺）

# 别让孩子的脊柱走"弯"路

近年来，高强度的学习压力、缺乏运动和睡眠，造成我国青少年脊柱侧弯发患者数上涨，已成为继肥胖症、近视之后危害我国儿童和青少年健康的第三大"杀手"，防控形势严峻。

脊柱侧弯属于脊柱弯曲异常的一种，是一种三维畸形，分为结构性脊柱侧弯和功能性脊柱侧弯，除了遗传、创伤以及神经病变，大多数结构性脊柱侧弯都是原因不明，又称之为特发性脊柱侧弯。轻度脊柱侧弯者没有任何自觉症状。10~15 岁的青少年处于人体生长发育的高峰阶段，因脊柱生长较快，这个时期也是脊柱侧弯的高发年龄，如不及时发现、及时干预，会发展迅速，造成体态异常、骨盆倾斜、腰背部酸痛，影响脊柱功能及步行姿势等；严重者可影响心肺及其他内脏功能，降低生活质量，还会对心理健康产生一定的影响。

那么脊柱侧弯存在哪些表现？如何及时发现孩子是否存在脊柱侧弯？首先脊柱侧弯最主要的表现是躯体不对称，只要学会这 2 步，就能识别 90% 的脊柱侧弯！

第一步"五看"：一看双肩是否等高，头部是否居中；二看左右肩胛骨是否对称，肩胛下角是否等高；三看两侧腰凹弧线大小是否一致；四看两侧骨盆是否等高；五看后背棘突连线是否偏离正中线。任何"一看"异常都怀疑出现脊柱侧弯。

第二步：向前弯腰试验：暴露孩子后背，膝伸直、脚并拢自然站立，双臂伸直合掌，肩胛骨自然下垂，低头后缓慢从头部开始向下弯腰，家长站在正后方观察，目光平行弯腰水平，看后背两侧是否有高低不平。背部高低不平，提示椎体旋转，高度怀疑出现脊柱侧弯。这时应及时到医疗机构完善脊柱全长正侧位 X 线检查明确脊柱侧弯类型、角度及恶化风险，根据检查的具体结果选择治疗方案。

脊柱侧弯目前的治疗主要分为两大类，非手术和手术治疗，常见的非手术治疗方法包括物理治疗、形体康复矫正和个体化支具矫正等。一般会根据脊柱侧弯的角度来选择治疗方案：① 10°~20° 可选择物理治疗 + 形体康复矫正；② >20° 选择形体康复矫正 + 支具；③ >45° 无功能异常症状选择形体康复矫正 + 支具，而存在临床症状、进展迅速的可选择手术治疗。坐、卧、走、跑、跳，人体的每项活动，都需要脊柱的支撑，挺拔的脊柱，对人体至关重要。早期筛查发现、及时干预随访，是让孩子的脊柱少走"弯"路的关键。

（俞龙）

# 产瘫宝宝的上肢康复

分娩性臂丛麻痹（Obstetric Brachial Plexuspalsy，OBPP），俗称为"产瘫"，是指孕妇在分娩过程中，胎儿的一侧或双侧臂丛神经受到使头肩分离的牵拉从而发生神经损伤。在医生的指导下，尽早进行有效的综合治疗，可使后遗症降到最低程度。接下来我们将针对OBPP儿童上肢功能康复训练进行详细描述。

我们针对不同月龄的宝宝进行相应的康复训练。可采用感觉刺激训练、不同体位的上肢及手功能运动以及结合神经肌肉电刺激或应用矫形器与肌内效贴，帮助宝宝最大程度地恢复上肢功能。

婴幼儿的上肢康复

## 1. 小月龄宝宝的感觉刺激训练

可选用质地柔软的感统刷子、感统小球等器械，在宝宝的皮肤上进行向心性或离心性刷擦，例如胸大肌、三角肌或肱三头肌，通过感觉刺激或脱敏治疗，增强宝宝行为动作和神经系统之间的联系。每个部位可刷擦刺激 20~30 次，每天 1~2 次。

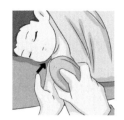

图 87　向心性刷擦胸大肌

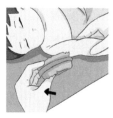

图 88　向心性刷擦三角肌与肱三头肌

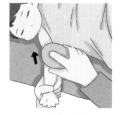

图 89　向心性刷擦肱二头肌

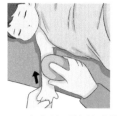

图 90　向心性刷擦前臂背侧

### 2. 小月龄宝宝仰卧位上肢训练

让宝宝处于仰卧位，建议在宝宝喂食后至少 30 分钟以后进行训练，例如肩前屈、外展、内旋、外旋。动作轻柔，不要暴力牵伸与挤压肌肉与关节。每组动作重复 20~30 次。

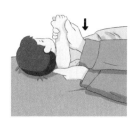

图91　一边向下挤压肩关节，
一边前屈上举肩关节

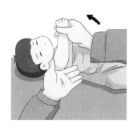

图 92　一手护住宝宝肩膀，
一手带动宝宝用手触及对侧肩
膀，再水平外展伸直

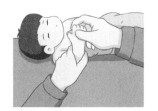

图93　肩外展90°，前臂旋前，
快速以钟盘面11、12、1点的位
置做肘关节快速屈曲牵张

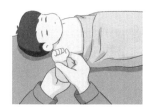

图94　肩外展90°，前臂旋后，
快速以钟盘面11、12、1点的位
置做肘关节快速屈曲牵张

### 3. 小月龄宝宝侧卧位上肢运动操

宝宝取舒适健侧卧位，可通过固定宝宝胸椎，推动肩胛骨上下滑动；或者一手固定肩胛骨伴肘关节伸直做掌心向下的肩关节外展运动，每组动作重复 20~30 次。

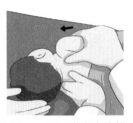 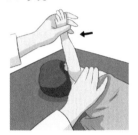 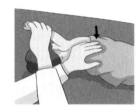

图 95　一手固定宝宝胸椎，一手推动肩胛骨上下滑动　　图 96　一手固定宝宝肩胛骨，防止其外旋，肘关节伸直，做掌心向下的肩关节外展运动　　图 97　一手固定宝宝肩胛骨，防止其外旋，肘关节伸直，做掌心向上的肩关节外展运动

### 4. 小月龄宝宝俯卧位上肢支撑运动

宝宝胸下垫枕，舒适俯卧位，肘关节屈曲支撑。

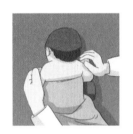 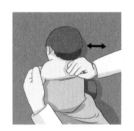 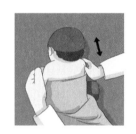

图 98　用手指指腹叩击宝宝肩周肌肉，30~50 次　　图 99　双手扶住宝宝肩膀，左右摆动，30~50 次　　图 100　双手扶住宝宝肩膀，前后支撑摆动，30~50 次

### 5. 小月龄宝宝扶抱位屈肘促进运动

宝宝仰卧位。切勿喂食后立即进行。

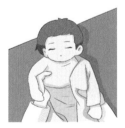 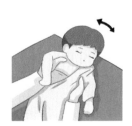 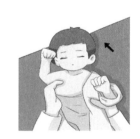

图 101　双手扶住宝宝腋下，轻轻从仰卧位扶抱起　　图 102　双手扶抱宝宝，向左右侧摆动宝宝身体　　图 103　双手扶抱宝宝，向头侧摆动宝宝身体

大宝宝的上肢运动

**1. 大宝宝仰卧位上肢抗阻运动**

可针对大宝宝做适当的抗阻屈伸训练，这是一种有效的生理刺激，对肌体各个系统都有巨大的作用，有改善肌肉耐力、增加肌肉力量、加速血液循环等优点。

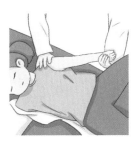

图 104　宝宝仰卧位，固定肩关节，肘关节伸直，掌心向上

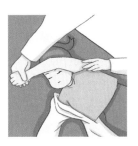

图 105　固定肩关节，引导宝宝抗阻，尽量摸到对侧耳朵

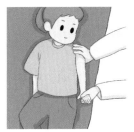

图 106　宝宝仰卧位，固定肩关节，肘关节伸直，掌心向下

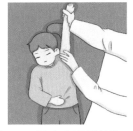

图 107　固定肩胛骨外旋，掌心向上，肩前屈贴耳朵

**2. 大宝宝侧卧位上肢运动**

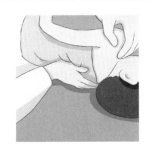

图 108　宝宝健侧卧位，一手固定胸椎，一手固定肩峰，抗阻下肩胛骨上下运动

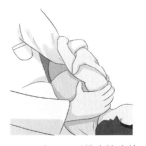

图 109　肩胛骨后伸内旋牵伸

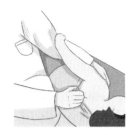 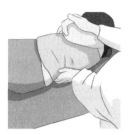

图 110　肩胛骨内收内旋抗阻运动　　图 111　固定胸椎，肩胛骨向下抗阻

### 3. 大宝宝俯卧位上肢运动

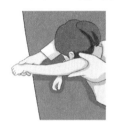 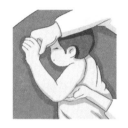 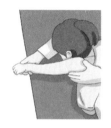

图 112　俯卧位，固定肩胛骨，肘关节伸直，向前尽力伸直做抗阻运动　　图 113　俯卧位，固定肩胛骨不外向旋转，肩外展外旋各 90°，尽力向前肘关节伸直做抗阻运动　　图 114　俯卧位，保持肩前屈 180°，肘关节伸直，做肩胛骨内收内旋，向脊柱方向牵伸运动

### 4. 大宝宝站立位上肢运动

鼓励宝宝尽力挺胸站直，所有肌肉关节牵伸运动，都要保持 20~60 秒牵伸。

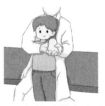 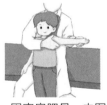

图 115　固定前臂掌心向上，肩前屈 90°，保持牵伸　　图 116　固定肩胛骨，由图 116 动作起始位，缓慢做水平肩外展，到最大角度后，做牵伸运动

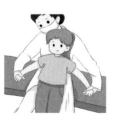 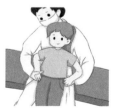

图 117　鼓励宝宝尽力做挺胸肩后伸内旋，引导宝宝做叉腰或双手在体后背手运动　　图 118　宝宝叉腰位时，尽力肘关节伸直抗阻运动

## 5. 主动上肢牵伸运动

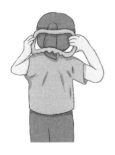
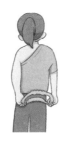
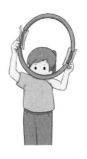

图 119　站立位，双手持瑜伽环，做抱头扩胸运动

图 120　站立位，双后后伸背手持瑜伽环，做肩后伸，两侧肩胛骨尽方向脊柱靠拢运动

图 121　站立位，双手持健身圈，做肩前屈过头运动

### 精细功能训练

可采用转呼啦圈锻炼肩肘关节、叠积木、插木钉板等锻炼宝宝的精细运动，同时注意不宜选用边角粗糙不平、尖锐、易碎的玩具，以及宝宝玩耍过程中，必须有家长陪同。

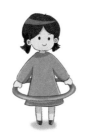

图 122　利用呼啦圈巧练肩肘关节：肩前屈，外展，内收，后伸，内外旋，肘屈伸，前臂旋前旋后

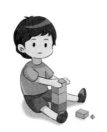

图 123　双手配合叠高积木

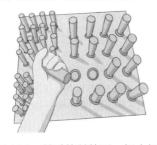

图 124　前臂旋前旋后，插木钉板

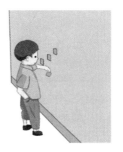

图 125　肩前屈，外展，抬高套圈，贴贴纸

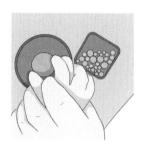

图 126　在辅助下，用拇指和其他手指来捡起小豆豆、小珠子

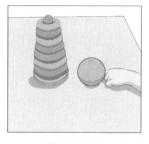

图 127　用拳头推动实心沙球滚动

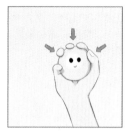

图 128　用掌心，各指挤压橡皮小球

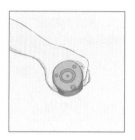

图 129　手握杯子，叠高

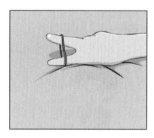

图 130　手指套橡皮筋，抗阻分开

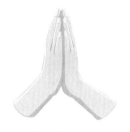

图 131　合掌牵伸，腕关节旋转

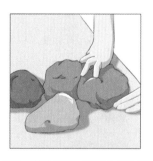

图 132　将每只手指插入不同软硬质地的黏土、橡皮泥、沙堆、黄豆粒等物品中

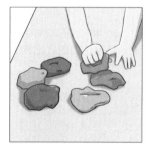

图 133　推、搓、拧、按压、挤压、捏提不同质地软硬的橡皮泥或黏土

备注：不宜选用边角粗糙不平，尖锐，易碎，过小的玩具与物品。
　　　幼儿在训练时，旁边有家属监护，防止吞咽。

### 神经肌肉电刺激促进治疗

通过电刺激可促进宝宝的肌肉运动，改善肌肉功能，促进宝宝的静脉回流，提高关节活动度，缓解肌肉痉挛，还可增强宝宝的肌肉收缩能力，协调主动肌群和拮抗肌群，促进肢体自主运动恢复。

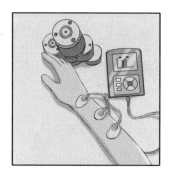 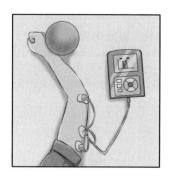

图 134　利用肌电生物反馈电刺激，结合任务导向性训练，促进腕关节背伸

图 135　利用肌电生物反馈电刺激，结合任务导向性训练，促进肘关节伸展

备注：刺激低频电刺激电流不宜过大，以引起肌肉轻微收缩为宜。
　　　可以根据不同情况，按照医嘱，做上肢各肌肉，神经节段，针灸穴位点，疼痛点电刺激。

### 矫形器与肌内效贴应用

通过辅助器具处理畸形、限制关节的异常活动、保护软组织、缓解疼痛和预防损伤。

### 产瘫康复临床总结

分娩性臂丛神经损伤的治疗应遵循以下原则：

（1）对有指征者应早期手术干预。

（2）定期随访。

（3）及时进行后遗症手术以避免骨性畸形。

（4）强化康复训练，患儿一出生即行有效的综合康复，可使后遗症降到最低程度。

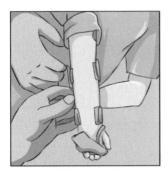

图136  肘关节伸直，前臂旋后（或旋前）矫形器。夜间佩戴4小时以上。也可单独佩戴后，主动肩外展，前屈，后伸，水平外展内收训练

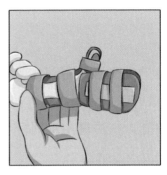

图137  腕关节背伸矫形器。夜间佩戴4小时以上。也可用于健侧上肢佩戴，强制性诱导患侧上肢主动运动

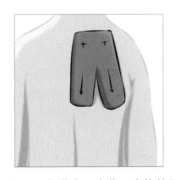

图138  促进肩胛内收，内旋的肌内效贴方法

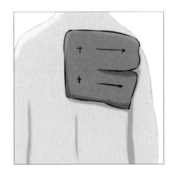

图139  促进肩胛内收，内旋的肌内效贴方法

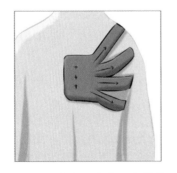

图140  促进肩胛内收，内旋的肌内效贴方法

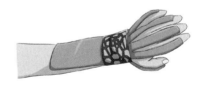

图141  促进腕关节背伸，五指伸展的肌内效贴方法

备注：选用矫形器材料透气好，质地不宜过厚过硬，不宜过紧致，有严重压痕或红肿出现应及时停用，佩戴时间可根据个人情况增减。肌内效贴一般佩戴24小时，有胶水过敏现象应立即停用。

（王怡圆　朱俞岚　朱玉连）

# 儿童成长中需要关注的足部问题

　　孩子成长的每一步都吸引着爸爸妈妈的目光。细心的家长有时候会发现孩子走路时的样子有点奇怪，或者鞋子光磨一边，抑或孩子的鞋跟经常歪斜。这可能是孩子的足部出现了问题。

　　在儿童生长发育中常见的足部问题有哪些呢？最常见的儿童足部问题就是足弓发育异常及内外八字足了。

　　儿童的足弓发育与年龄息息相关。0~3岁时，由于足部骨骼70%为软骨，且足底脂肪堆积多，该阶段幼儿几乎均为生理性平足；3~6岁时，随着足部骨骼的骨化，足底脂肪的逐渐消减，生理性平足减少；6~12岁时，由于足部骨骼的生长塑性，足弓发育趋于成熟，当进入青少年后，孩子的足弓完全发育成熟，足弓形成。因为，儿童时期足弓发育对成年后足的活动与功能都有极为重要的意义，在儿童生长过程中需要关注是否存在足弓异常的问题。

　　当儿童在3岁以后还没有出现足弓或者孩子躺着时足弓存在，站立时出现足弓塌陷、脚跟向外翻的情况，就需要引起重视了，极有可能存在扁平足的问题。尽管扁平足是人类足型的一种存在形式，但是由于缺乏足弓的支持与减震作用，容易导致足底疼痛及踝、膝、髋、骨盆甚至是脊柱的健康问题。

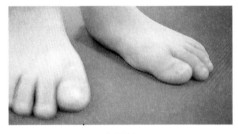
扁平足

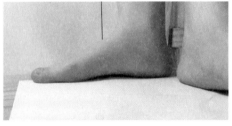
正常足

图 142　扁平足与正常足

与扁平足对应的就是高弓足。正常的足弓可以把体重等压均匀分布在整个足部，而高弓足在站立时由于内侧足弓偏高，压力多集中在脚后跟和前脚掌，容易引起足跟及前掌疼痛；同时，由于高弓足容易导致踝关节不稳，踝关节扭伤的发生概率会大大增加。

随着生活水平的不断提升，爸爸妈妈们对孩子行走时的步态也是极为关注的。无论是"内八字"还是"外八字"都不仅仅会影响孩子的走路姿态，还会影响孩子的生长发育。一般"内外八字足"都是指运动体位下足尖的方向。简单地说，"内八字足"的足尖向内，足跟向外；"外八字足"则相反。专业上则通过"足偏角"的角度进行划分，足偏角与人体的胫骨扭转和股骨扭转等多因素相关，一般人们都会表现为轻度的"外八字"。临床工作中，由于胫骨扭转角度的数据更容易测量获得，对于内外八字足我们主要针对胫骨扭转进行干预。需要强调的是，幼儿运动发育存在一定的规律，刚刚开始学步的幼儿，外八字是正常现象，这样容易保持平衡。随着步行稳定性的增强，儿童的步态会呈现出足尖向内的内八字也是正常的。

3 岁以后随着足弓的形成和发育，以及胫骨扭转的变化，宝宝的内八字会逐渐消失。如果在成长过程中，出现下列问题应及时到专科就诊，并在专业医生的指导下及时干预。

（1）2~3 岁以后内八字加重。

（2）7 岁以后正常步行中仍有内八字步态。

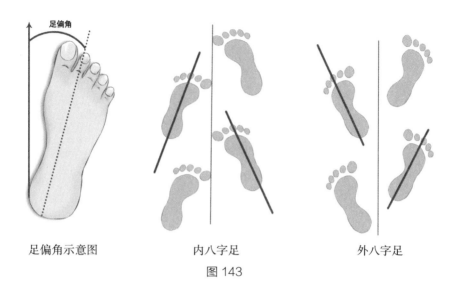

足偏角示意图　　　　　内八字足　　　　　外八字足

图 143

（3）3岁以后的任何年龄出现正常行走时频繁跌倒的问题。

另外，还有一种临床常见的儿童足部畸形——先天性马蹄内翻足。由于先天性马蹄内翻足是在出生时就存在的畸形，一般不存在诊断问题。由于该足部异常可以单独发生，也可伴有其他神经、肌肉疾病，则需要家长重视并及时就诊。对于存在这类足部问题的孩子，体检不能仅仅局限于足部，应通过全面的体检明确是否存在其他系统性疾病。虽然马蹄内翻足是无法自愈的，但尽早给予规范的治疗，绝大多数的患儿都可以获得良好的足踝功能。

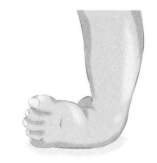

图 144　马蹄内翻足示意图

千里之行，始于足下。儿童足部问题多种多样，除了常见病，还有表现各异的罕见病；除了现状治疗，还需要关注发育问题。希望家长在孩子成长过程中关注足部健康，做到早发现、早干预，愿每个孩子都能身姿挺拔，步态优雅，健康成长！

（黄璞峰）

# 生长痛的是是非非

处于生长发育期的青少年在一定时间，常常会表达自己的关节疼痛，以膝盖痛表现最为明显，我们通常以"生长痛"概括。但是，真的所有的痛都是大家认为的生长痛吗？家长遇到这种情况到底需不需要就医检查？疼痛会对全身造成什么影响？

## 生长痛的特点

生长痛主要发生在 3~12 岁的儿童、青少年群体中，主要表现为间歇性发作的下肢疼痛，最常见部位为膝关节，一般疼痛会双侧同时出现。生长痛的特点可以用 3 个词语来概括：

不请自来：生长痛的出现几乎没有诱因，大多会在晚上睡前或刚入睡时出现，但并不会影响第二天的精神状态和运动表现。

不动却疼：生长痛一般不会在孩子运动时出现，当处于相对不运动的状态下才会疼痛。但是，疼痛部位无红肿、发热，不伴随其他症状。

不治而愈：生长痛一般会在短时间内自行好转并且消失，不会持续到第二天早上，即使不做任何特殊处理，疼痛也会自行缓解。从长期来看，生长痛一般在初次发作后的 1~2 年消失。

常被我们提起的"生长痛"其实是一种短暂的表现，并不是一种疾病，是孩子成长经历的"生理性"现象，家长进行密切观察即可，但是仍有一些"生长痛"是真真实实存在的问题，是病理性的，下面给大家介绍几种常见的骨科疾病，很容易被误认为"生理性生长痛"而被家长忽视，最终可能会错过最佳的治疗时间，引发更严重的全身后果。

### 胫骨结节骨骺炎

胫骨结节骨骺炎，又称胫骨结节骨软骨病。多发于青春发育期，11~15 岁的男孩为多，多为发育加快，喜好运动者，曾有过剧烈运动或创伤史。膝下疼痛，疼痛局部可有肿胀、压痛、红热，严重的更会出现肿块。在主动伸直膝盖，被动弯曲膝盖或蹲起时都会加重疼痛。它很好被诊断，影像学上 X 线检查就可以确诊，使用物理因子进行消炎、止痛，对压痛点用肌内效贴进行固定减压，再加上疾病的自愈性，是可以恢复的。

### 膝关节滑膜炎

滑膜的主要功能为分泌关节液、润滑关节、营养关节软骨。膝关节滑膜炎指膝关节受到创伤或刺激导致滑膜变性、破坏所引起的一种以关节疼痛、肿胀、功能障碍等为主要临床表现的滑膜炎性改变。发展为慢性后，肿胀在活动增加时会更加明显。检查膝关节活动时，可以感受到摩擦感。

同样表现为膝痛，但只要稍加注意，还是比较容易与生长痛鉴别开来。首先，膝关节滑膜炎有明确的压痛点；再者，滑膜炎患者会出现跛行症状，如不及时治疗，会影响关节正常活动，并造成关节的破坏甚至关节废用。

可以通过 X 线片或 B 超检查是否滑囊发炎。如果发现为膝关节滑囊炎，不用太过紧张，轻微情况下卧床制动休息 3~5 天炎症可基本吸收；如果症状较重，如水肿和积液，可采取热敷、红外线等物理因子疗法辅助治疗。

普遍认为，人体生物力线异常是造成关节损伤的因素之一。"足"作为人体的基石，足部的问题会直接影响到膝，例如最常见的跟骨外翻，胫骨随之内旋，膝内侧应力增加导致膝痛，尤其在运动或长时间行走后膝痛加剧，尤其见于严重的跟骨外翻的青少年；同样内外八字是胫骨的扭转异常，也会导致膝部异常应力，尤其是肥胖的青少年更容易引发膝痛。因此，青少年时期的膝痛需要寻根溯源，对症处理。对于足部问题导致的膝痛可以通过选择定制化的矫形鞋垫通过外力加持辅助纠正足部力线，对缓解膝痛是很有帮助的。

当孩子总是反复强调自己膝痛时，家长不要过早将"生长痛"的主观意识带入，一定带孩子给专业的人士进行评估和治疗。

（潘静娴　张颖）

# 处方笺

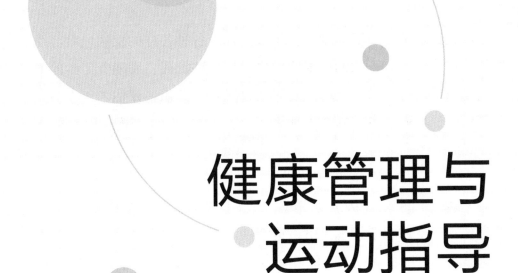

# 健康管理与
# 运动指导
## 热点问题

医师：_____

临床名医的心血之作……

居家康护

# 老年人居家防跌倒

　　随着老龄化不断加剧，老年人面临着各种各样的疾病风险。跌倒是造成老年人死亡的主要原因之一，且跌倒死亡率随着年龄的增加呈明显上升的趋势。增强老年人自我安全意识，评估老年人的跌倒风险，增强锻炼，预防跌倒发生，对于老年人的健康至关重要。

## 跌倒风险评估

　　第一个测试：5 次坐立测试。将双手交叉于胸前坐在椅子上，不靠扶手用下肢力量站起坐下，连续做 5 次，如在重复站立过程中无法坚持，呼吸短促或无法保持平衡，则中止测试，用时超过 12 秒表示有跌倒风险。

　　第二个测试：3 米起立行走测试。不靠扶手用下肢力量，从座椅上站起以平时正常的步速向前行走 3 米，然后返回坐下，用时超过 12 秒表示有跌倒风险。

　　第三个测试：串联步态测试。一脚在前，一脚在后，前脚后跟触碰后脚脚趾，两脚成一直线，交替向前走 8 步，少于 8 步表示有跌倒风险。

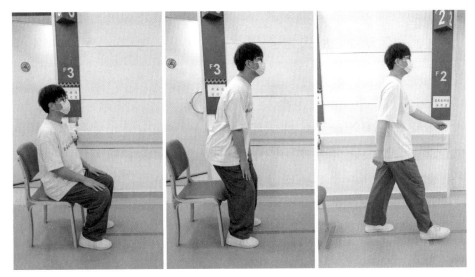

图 145　3 米起立行走测试

周边环境注意事项

对于老年人来说，尤其要注意避免在潮湿、昏暗、杂乱以及路面不平稳的地方行走。做任何事要坚持"四慢"原则，慢卧、慢起、慢坐、慢行。譬如老年人在浴室和厨房滑倒的概率相对较高，要及时清理好地面的水渍，保持地面干燥，可减少一定的危险。老年人居住环境灯光要适宜，如光线不足或照明度差会导致老人在行走过程中由于视野模糊而发生摔倒。老年人的住房及出入地方，要保证行走通顺，室内过道、阳台、楼道等都不要放过多东西，避免障碍物绊倒。

肌肉训练

步行不稳，有一部分原因在于控制步行的相关肌肉无法支撑体重，从而造成发生突然摔倒的情况。因此需要加强臀大肌、股四头肌、小腿三头肌，强健的肌肉可以让老人稳稳站住，或有足够的反应时间寻找支撑物。臀大肌的相关训练方法有臀桥运动、蹲起；股四头肌的训练方法有靠墙静蹲、非负重直腿抬高训练；小腿三头肌可通过提踵运动加强肌肉力量。

### 日常生活的注意要点

家庭环境中物品的合理摆放以及社区建设均要充分考虑老年人的活动能力，要将老人常用的东西放在容易拿取的地方，避免老年人爬高等危险动作。要养成老年人自我安全意识，要正确认识自身身体状况，也要接受身体功能随着年龄增大而产生减退，并顺应身体功能的变化采取合适的安全措施。老年人应每年进行 1 次全面体格检查，充分评估自己的功能状况，并适当通过锻炼增强体魄。

（王怡圆　李娟　洪维）

# 长期卧床，如何预防并发症发生？

脑外伤、脑血管病、高位脊髓损伤等多种疾病都可能导致患者运动功能的减弱或丧失，造成长期卧床。长期卧床不仅严重影响患者的生活质量，且由于神经系统的功能恢复是极其缓慢的，很容易发生多种并发症，如压疮、肺部感染、尿路感染和肢体畸形等，其中以压疮最为常见。

对于长期卧床的患者及其照顾者来说，压疮无疑是摆在面前的头道难题。首先我们知道，压疮产生的原因是局部组织的长时间受压，导致局部组织持续缺血缺氧，最终引起软组织坏死而造成的。所以溃烂是受压后的结果，如果不解决受压问题，即使用药，伤口也不一定会愈合或停止溃烂。因此，预防和护理显得尤为重要。

## 勤翻身

照顾长期卧床患者时，要做到每两小时给患者改变体位1次。为了保持侧卧位的有效性，当给予患者侧卧位时，在患者背后垫个枕头，此举可帮助患者放松背部肌肉让患者更舒适。如有条件也可购买翻身专用枕。

在侧卧位时，位于上面的一侧腿部应给予弯曲，双膝间和双足下要放置软枕垫。翻身时应避免拖、拉、扯、拽的动作，以防擦破皮肤。有条件的家庭还可以去康复用品商店购买气垫床，通过调节床垫的软硬并加上规律的翻身，可以有效减少压疮的发生。

勤整理

产生压疮的原因是受压，所以在勤翻身的同时要经常整理患者身下的衣物及床单，保持床单及衣物的清洁、无皱褶、无碎屑，以免局部皮肤产生压痕。

对于留置导尿管的患者，还要经常检查导管放置的位置是否正确，防止因导管放置不当被患者压在身体下，加重局部皮肤的压迫。同时要对皮肤加强清洁并保持干燥，增加皮肤的抵抗力。需要注意的是，在更换床单、衣服或给患者使用便盆时，须将患者抬离床面，减少对皮肤的摩擦和损伤。

勤观察

在翻身的同时还要对易受压部位的皮肤进行观察。易受压部位多为骨突处，根据体位不同，受压部位也不同。平卧位时，易受压部位为骶尾部、肩胛部、脊柱的棘突处、肘关节和枕后；侧卧位时，易受压部位为耳廓、肩峰部、肘关节、髂前上棘、膝关节外侧和足外踝。

每次为患者改变体位后，都要对相应部位进行检查，如发现局部皮肤呈红色或暗红色的改变，要对此处皮肤加强关注，尽量减少受压时间。有条件的话，还可以使用压疮液体敷料对局部进行保护。

（许雅芳）

# 居家时如何让胃管畅通无"堵"？

糟糕！离开医院以后怎么护理胃管呢？胃管堵了怎么办？

胃管是帮助患者进行营养补充的辅助器具，通过鼻腔将食物输送入患者体内，从而保证其每日活动所需的基本能量供应。大量神经系统疾病患者病发后均需留置胃管治疗。对于病情稳定而由于神经功能损伤未完全恢复、依然无法自主进食的患者，会出现需要在家完成营养支持的情况，那么居家时如何保证胃管的畅通以及如何减少注射管与胃管接触时的污染呢？接下来将介绍相关内容。

（1）留置胃管后，要注意及时固定胃管，避免因胃管不稳定牵拉咽喉部，从而造成患者的不适反应。要注意观察引流物的颜色、形状及内容物，当发生异常时，应及时求医帮助。

（2）在喂食前，对胃管用温水进行充分冲洗，若长期鼻饲，应定期冲洗并时常更换胃管。患者准备合适的体位，抬高床头 30° 左右，处于坐位或半坐位，防止食物反流至气管，引起窒息或者是吸入性肺炎。

（3）若患者发生咳嗽、打喷嚏时，应及时用手扶住胃管，以免发生意外脱落，保证胃管的稳定性。

（4）当发生管道堵塞时，通过回抽有无胃液及胃内容物，适当通入温开水疏通，同时在导入食物时，可将固体物质切成细小状或用搅拌机搅拌成黏稠状物质并将其进行稀释，以防由于食物浓稠堵塞胃管。

（5）若导入药物，应充分研磨药物，注意不同药物之间的特性，避免不同药物之间发生反应，以适量温开水溶解后导入。

（6）在患者耐受的情况下，选用合适管径的胃管。

（7）需按时更换胃管。普通胃管1周更换1次，硅胶胃管1个月更换一次，防止胃管被胃液腐蚀，断裂在体内。

（王怡圆）

# 胃管，想说拔你不容易

部分脑卒中、脑外伤的患者，需要带着胃管出院。但是患者经常有意无意拔掉了胃管，真正拔掉胃管会这么容易吗？到底需不需要再插胃管呢？是否可以不用胃管喝水吃饭呢？这是吞咽障碍患者必须面对的问题，更是一个专业的问题。

患者因为大脑受损产生吞咽困难，导致食物不能安全有效的经口腔进入食管、胃内，在进食过程中发生吞咽不利、频繁呛咳，进食缓慢，严重时还会引起吸入性肺炎、营养不良和体重下降，更有甚者因为误吸产生窒息。因此，许多患者要留置胃管维持身体的营养和水盐的平衡。

我们介绍一个简单的吞咽困难评估方法，可以帮助大家做出初步判断。即使不小心拔掉了胃管，我们也能做到心中有数，知道应不应该继续鼻饲治疗，不会因为家属一个自以为是的主张造成误吸，给患者带来严重的后果。

## 洼田饮水试验

请患者端坐，喝下 30 毫升温水，观察所需要的时间和吞咽时呛咳的情况。

表2　洼田饮水试验

| 级别 | 评定标准 |
| --- | --- |
| Ⅰ级 | 能顺利地1次咽下30毫升温水 |
| Ⅱ级 | 分2次以上，不能呛咳地咽下 |
| Ⅲ级 | 能1次咽下，但有呛咳 |
| Ⅳ级 | 分2次以上咽下，有呛咳 |
| Ⅴ级 | 频繁呛咳，完全不能下咽 |

注：正常：Ⅰ级（吞咽时间5秒以内）；可疑：Ⅰ级（吞咽时间大于5秒）或Ⅱ级；异常：Ⅲ级、Ⅳ级、Ⅴ级

通常洼田饮水试验Ⅰ级不用插胃管，Ⅱ级需要继续观察和评估，Ⅲ、Ⅳ、Ⅴ级是否必须插胃管需要进行专业评估。因为评估程序比较复杂，存在一定的风险，建议到医院由专业人员来进行。如果需要插胃管，也要医护人员完成操作。

那插胃管就意味着不能经口进食吗？不是的。当患者满足以下五点时，可考虑带管进食。①1分钟内能吞咽1次以上。②有自主咳嗽能力。③半卧位能维持30分钟以上。④近期肺炎得到有效控制。⑤能安全吞咽一种形态的食物。具体什么时候拔出胃管，需要循序渐进，逐渐增加患者的进食量，满足营养需求，带管进食观察7天以上，患者无明显呛咳，无肺炎发生，可考虑拔管。

最后强调，患者在家不可自行拔管，吞咽困难引起的呛咳和误吸，常常是继发肺部感染，导致病情加重而再次入院的主要原因。如果自己做了洼田饮水试验符合拔管的标准，可以及时到医院让专业人员再次评估后决定，所以，想要拔掉胃管没那么容易！

（王富荣）

# 选正确的拐，走潇洒的路

骨折、卒中是人们日常生活中的常见疾病，这些疾病往往会引起短期或长期内的行走功能障碍，因此在康复阶段大家经常会使用到助行器辅助行走。但助行器的不正确使用对减少跌倒并无帮助，还有可能增加骨折不愈合和再次骨折的风险！切不能随意选择。

接下来便向大家介绍如何正确选择和使用助行设备，切不要被"卖拐的忽悠瘸了"！

## 正确选择适合自己的助行设备

在选择助行器时，必须考虑助行器的稳定性和患者的运动障碍程度。通常 U 形助行器具有较好的稳定性，但运动性稍差，多用于下肢有支撑和迈步能力，但肌力弱、平衡和协调差的人；手杖和拐杖具有良好的运动性，但稳定性不高，手杖多适用于至少一侧上肢和肩部肌力正常的人，而拐杖多适用于下肢不能完全负重的患者。运动障碍的程度可以在专业康复人员的指导下，通过各种评定进行检测和评估，从而进行更有针对性的选择。

如何挑选一根合适的手杖呢？大家记住"从头到脚"的原则，让我们从头到脚来看看手杖选择的注意点吧。

（1）手杖头："问号形"的手杖头常见，但稳定性不如丁字形的手杖头。最好的手杖头符合人体工程学设计，力矩方向和手杖相一致，手柄长度超过手掌，并有防滑材料包裹。

（2）标志和标签上是否有使用者最大体重、调节杆上标明的最大高度、产品型号、厂名等信息，合格检验报告？代步手杖要轻便，一般重量在"半斤七两"（250~350克），同时要结实、耐用，不易变形。

（3）手杖脚：单足手杖需要平衡好、握力好、上肢支撑力强的人方可驾驭；如果平衡能力欠佳就要使用多足手杖了，但在上下楼梯、路面不平时并不适用。手杖脚一定要有防滑垫。要定期检查杖脚和手柄的防滑材料，有问题要及时处理更换。

挑选好手杖，三点牢记于心：长度合适、质量合格；把手要合理、防滑、长于手掌；手杖脚要有防滑垫。

助行器使用高度选择

绝大部分用户在购买后直接使用助行器，并不会调节其高度。这其实是一个很大的误区。因为当助行器高度过高时，使用者需要持续上提肩部来使用助行器，容易导致肩部肌肉紧张；高度过低时，使用者则会因躯体前倾导致腰部过伸，引起腰肌慢性劳损。合理高度应该是：人正直站立，手臂微屈呈150°，手杖落在双脚外侧15厘米。我们可以用这种姿势来试一试手杖长度是否合适，也可以测量自然直立时候手腕横纹到地面的距离（这个长度约等于站立时股骨大转子到地面的距离）作为手杖的长度。另外腋拐放在腋下要与腋窝保持3~4厘米的距离，靠在侧胸壁上使用，防止压迫神经。

拐杖的正确使用

（1）一侧下肢损伤，部分负重：采用单拐，健侧拐杖与患肢等幅、同步运动。特别注意：单拐要在健侧（好腿）使用！这样能帮助患肢承受重量，目的是与患肢共同受力，同时还能避免把拐杖用在患侧时不小心碰到患处。而不是像我们通常认为的那样（腿损伤了把拐杖拄在患侧，把拐杖当腿用），这是因为把单拐拄在患侧时，为减轻患肢的负重，必须歪斜身体才能使拐杖更多支撑体重，容易摔倒，同时若患肢不能负重，就只能在患侧负重支撑跨步时，用拐杖支撑全部体重跨越一步，更为危险，也不利于正常步态的恢复。

（2）一侧下肢损伤，不负重：采用双拐，双拐应与患肢等幅、同步运动，即双拐／患腿→正常腿。

（3）双下肢损伤，均部分负重：采用双拐，双拐按照右拐→左腿→左拐→右腿的顺序。动作熟练后，可按照右拐左腿→左拐右腿的顺序，分别与双下肢等幅同步交替伸出。

（4）双下肢损伤，不负重。

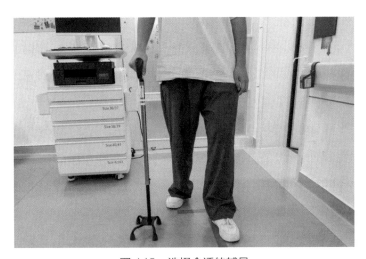

图 146　选择合适的辅具

（5）截肢患者，拐杖要在截肢一边使用。

（杜鹏　沈雪彦　余子）

# 和尿管说再见，间歇性导尿来助力

老刘是一个脊髓损伤截瘫的患者，双下肢基本不能动，双手可以正常活动，完全靠轮椅代步，令他烦恼的是最近因为长期插着导尿管，由于饮水量不足导致反复的尿路感染，每次感染都伴随着发热，都需要使用抗生素，这样反反复复，还产生了真菌感染，令老刘大为烦恼。那么，有没有办法解决老刘的难题呢？这时候康复医生跟他说你可以尝试间歇性导尿来解决难题，老刘顿时来了精神，那什么是间歇性导尿呢？

间歇性导尿是指在无菌或清洁的条件下，定时将导尿管经尿道插入膀胱内，使膀胱能够有规律地排空尿液的方法。国际上已经普遍应用于脊髓损伤和其他神经瘫痪的患者。相比留置导尿，间歇性导尿使膀胱在大部分时间内无导尿管，若确实有细菌进入膀胱，那么膀胱自身的机制可以消除细菌，或随后的导尿术也可将膀胱内的细菌清除掉（如同正常的排尿周期）。

老刘听了很是高兴，终于有办法解决我的问题了，可是转念一想，导尿不是很麻烦吗，只有医务人员会操作啊，难道每次都让医务人员操作，这会不会太麻烦人家啊！康复医生告诉他间歇性导尿可以由家属或患者自己操作，简单易学，不难的，说着拿出了教程，慢慢跟老刘解释：

（1）间歇性导尿的目的：在于减轻膀胱内压力，从而减少肾脏排尿的负担以及膀胱输尿管反流的频率，达到保护肾功能、恢复膀胱功能、降低泌尿系感染率的目的，在尽量减少影响患者生活质量的情况下能使患者的病情处于长期稳定的状态。那是不是所有排尿困难患者都可以通过清洁间歇性导尿技术解决问题呢？并不是，清洁间歇性导尿术有适应证和禁忌证，并非人人适合。

（2）间歇性导尿的适应征：①逼尿肌功能障碍：逼尿肌活动不足或张力不足，导致逼尿肌无法持久收缩，膀胱不能完全排空，产生残余尿量。②膀胱口梗阻：前列腺增大、女性膀胱颈较高或尿道狭窄、术后引起膀胱流出道梗阻。③术后：压力性尿失禁治疗手术、急迫性尿失禁治疗手术、其他手术操作。

（3）间歇性导尿的禁忌证：①绝对禁忌证：尿道破裂或撕裂；膀胱内高压，尿液反流需持续引流以避免肾损害。②相对禁忌证：手部功能障碍、无法触及会阴部、心理/精神障碍或认知功能障碍患者且未接受过间歇性导尿培训的家属/照护者辅助导尿。

（4）间歇性导尿的频次：间歇性导尿的时间根据吴氏定律：细菌在膀胱内的浓度是一个指数型曲线，在开始时细菌浓度随着尿量增加而降低，随着时间延长，细菌不断增多，繁殖浓度上升，并超过起始浓度，从最初细菌浓度降低到返回原先水平的时间为安全排尿期，故间歇性导尿在安全排尿期内排尿，从而有助于保持无菌或消除细菌尿最好在发病后及早开始训练，以免造成合并征。①首先由每4小时导1次尿开始，早上6点、上午10点、下午2点及6点、晚上10点。②两次导尿之间能自行排尿100毫升以上，残余尿300毫升以上时，每6小时导尿1次；两次导尿之间能自行排尿200毫升以上，残余尿量200毫升以上时，每8小时导尿1次。残余尿量100毫升~200毫升时，可每日导尿1~2次。残余尿量减少，可逐渐延长时间，每 6、8、12、24、48、72 小时 1 次。

（5）操作步骤：①所需物品：（一次性）导尿管、石蜡油、0.5%碘伏、棉签、纱布（小毛巾）、中单、便盆、尿壶（保鲜袋）、（一次性）导尿包。②体位准备：可以平卧位、侧卧位、坐位，侧卧位适用于脊髓损伤的患者，导尿不仅方便和减轻患者的痛苦，同时也不影响膀胱内尿液的排空，因此侧卧位最佳。③导尿前 30 分钟先鼓励患者自解小便，并教导及协助病患及家属诱尿（注意隐私），以激发患者的排尿反射，诱尿方式解出来的尿液称为自解尿量，而半小时后导出的尿液，称为余尿量。

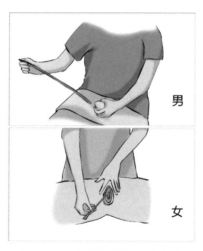

图 147　间歇性导尿的实施方法

（6）间歇性导尿的注意事项：①按计划饮水：每日液体摄入量应限制在 2000 毫升以内，避免短时间内大量饮水，以防止膀胱过度充盈。限制入液量，早、中、晚各 400 毫升，可在上午 10 点、下午 4 点及晚 8 点饮水各 400 毫升，晚 8 点到次日晨 6 点，尽量不饮水。（表 3）②每日需评估出入量，记录摄食量及排尿量，包括夜尿（22 点—次日 6 点）的总量，以作为调整导尿时间的参考，依据患者余尿量再调整导尿的次数。③若患者残余尿量 <100 毫升，且无泌尿系统病理变化时，则可断定间歇性导尿已成功。

表3　膀胱日记（2023-5-24）

| 时间 | 导尿量（mL） | 自排量（mL） | 漏尿量（mL） | 喝水量（mL） | 喝咖啡/茶量（mL） | 其他饮料量（mL） | 食物含水量（汤、西瓜等）（mL） | 总的液体摄入量（mL） | 尿液颜色 | 尿急迫或疼痛 | 是否插管困难 |
|---|---|---|---|---|---|---|---|---|---|---|---|
| 6:00 | 250 | 100 | | | | | | | | | |
| 7:00 | | | | | | | 200 | 200 | | | |
| 8:00 | | | | | | | | | | | |
| 9:00 | | | | | | | | | | | |
| 10:00 | 150 | 50 | | 400 | | | | 400 | | | |
| 11:00 | | | | | | | | | | | |
| 12:00 | | | | | | | 200 | 200 | | | |
| 13:00 | | | | | | | | | | | |
| 14:00 | 250 | 50 | | | | | | | | | |
| 15:00 | | | | | | | | | | | |
| 16:00 | | | | 400 | | | | 400 | | | |
| 17:00 | | | | | | | | | | | |
| 18:00 | 150 | 50 | | | | | 200 | 200 | | | |
| 19:00 | | | | | | | | | | | |
| 20:00 | | | | 400 | | | | 400 | | | |
| 21:00 | | | | | | | | | | | |
| 22:00 | 300 | 50 | | | | | | | | | |
| 23:00 | | | | | | | | | | | |
| 0:00 | | | | | | | | | | | |
| 1:00 | | | | | | | | | | | |
| 2:00 | | | | | | | | | | | |
| 3:00 | | | | | | | | | | | |
| 4:00 | | | | | | | | | | | |
| 5:00 | | | | | | | | | | | |
| 总计 | 1100 | 300 | | 1200 | 0 | 0 | 600 | 1800 | | | |

（许颖）

科学运动

# 如何科学健身？

随着明星直播健身的出现，掀起了一股全民健身热的浪潮。越来越多的人意识到运动不仅可以强身健体、提高免疫力，还能降低慢性疾病的风险。但是不科学的运动，却会造成运动损伤。

那么，如何科学健身呢?

健身注意要点

**1. 选择合适的运动方式**

科学健身，最重要的是选择适合自己的运动，制定一系列适合自身强度的训练计划。健身的本质在于追求一种健康的生活方式，所以要避免盲目追求高强度运动。

有氧运动又称耐力运动。多为小强度或中等强度运动，在提高人体的心肺功能同时，可增强人体耐力，消耗体内多余的脂肪。慢跑、游泳、瑜伽等都是有氧运动。

无氧运动又称力量运动或阻力运动。这是一种爆发性的运动，可加强肌肉重量和肌肉强度。举重是典型的无氧运动。

一般情况下，健身应当在可耐受范围内，以每周 4~5 次的有氧运动为主，同时予以每周 3 次所需锻炼肌肉群的无氧运动。如有高血压、心脏病、糖尿病等慢性疾病，需要在疾病控制稳定的时候，在医生评估、指导下开展健身活动。

### 2. 做好充分的热身准备

没有锻炼基础的人突然开始运动，很容易出现损伤肌肉、韧带拉伤或扭伤等情况，锻炼之前一定要进行充分热身，让肌肉和心肺充分适应环境和运动强度负荷，为之后的运动做足充分准备，减少运动损伤的发生。

### 3. 合理补充水分

人体运动过程中，身体从安静状态进入运动状态，新陈代谢加快，水分通过呼吸道及汗液挥发。运动之前需要适当补充水分，在运动过程中可以少量多次地补充，在运动结束之后则应该先少量饮水，待休息一段时间后再增加饮水量，可以适当选择运动型饮料来补充运动中所丢失的水分和矿物质。

### 4. 运动后要有放松运动

在运动结束之后立刻停下休息，也是不利于健康的。正确的方法是在运动结束之后进行放松运动。放松运动是用一种缓慢、柔软、有节奏的运动带动全身的肌肉，通过牵伸来放松运动中紧张的肌肉并增加肌肉柔韧性，预防肌肉和关节损伤。有时，也可选择慢走来降低运动时较快的心率。

（王怡圆　陆蓉蓉）

# 腹肌马甲线，中看不中用？

腹肌为构成腹部的肌群，主要是由腹直肌、腹横肌、腹外斜肌、腹内斜肌共同组成。腹部是人体核心的重要组成部分，特别是腹横肌受到了极大的关注，它的肌肉纤维呈水平方向，围绕腹部伸展，从而产生像箍一样的紧缩应力横贯腹部，健康人群的腹横肌被激活后可发挥稳定腰椎的作用。

腹外斜肌是最大、最浅的腹肌，同样它主要在腰部伸展和腰部扭转中起作用。腹内外斜肌共同构成了人鱼线。腹直肌是前腹壁成对、带状的肌肉，该肌肉的收缩主要引起腰椎弯曲。腹直肌上的腱划将其分为几个肌腹，这就是八块腹肌的来源。腹内、外斜肌和腹横肌共同增加了通过胸腰椎筋膜产生紧箍腹腔内的压力，传导重力减轻负荷，从而赋予了腰椎稳定性。

对于腰椎的保健来说，腰背肌锻炼固然重要，但许多人会忽视腹肌的锻炼。在某些特定的情况下，腹肌锻炼的重要性甚至不亚于腰背肌锻炼。腹肌作为腰背肌的拮抗肌群，只有当两者保持在显著的平衡状态时才维持良好的姿势以及腰椎的稳定性。因此，其具有减轻脊柱负荷同时加强腰椎保护的作用。通过腹肌的锻炼，能够提高腹内压力，同时矫正腰椎的过度前凸及骨盆和骶骨的过度前倾，减轻脊柱的负荷，达到稳定腰椎的目的。在临床上，我们发现腰突症患者的腰背肌和腹肌都有一定程度上的萎缩，所以需要同时加强两肌群的锻炼，解除肌肉的抑制，恢复肌肉的正常张力，发挥其功能。

对于老年朋友来说，腹部肌肉的训练无需追求高强度和爆发力，重复轻柔的低强度练习同样可以达到运动效果。

### 腹式呼吸

首先平躺在地上或床上，感受用鼻子吸气，用嘴呼气。随后用力鼓起肚子，再让肚子回收。将两个动作结合，吸气时最大限度地鼓起肚子；呼气时，腹部慢慢回落。注意腰部要贴住地面，胸部不要活动。要注意细心体会腹部的起落。坚持每天做 10~15 分钟。建议每分钟 6 次。

### 仰卧交替抬腿

首先腰背紧贴床面，双眼平视天花板。随后 1 条腿伸直上举到能承受的最高点，缓慢放下。然后换腿进行。坚持每天做 15~20 分钟，可分 2~3 次完成。

### 坐位提膝手对抗

首先坐在椅子 1/3 处，调整呼吸频率。待呼吸稳定后，提起左膝，双手叠放于膝上，用力下压与膝盖对抗。感受腹部收紧。随后换右膝进行。注意过程中配合好呼吸，放下膝盖时呼气，提膝对抗时吸气。坚持每天 10~15 分钟，可分 3~4 次进行。

老年朋友们在指导下进行腹肌锻炼，有助于核心肌群的稳定，在预防摔倒、便秘和进行有力咳嗽时都大有裨益。

（夏逸飞）

# 瑜伽开胯与骶髂关节

　　郑小姐是个业余瑜伽爱好者，她练瑜伽的次数不多，但每次练习瑜伽开完胯之后，郑小姐的腰背疼痛反而加重了。这天，她来到医院康复科就诊，向医生阐述了她的病情，医生询问详情后说：这种情况是骶髂关节损伤了。并解释道：瑜伽锻炼虽然是一种非常流行的健身方式，它不仅能提高身体的灵活性、协调性和稳定性，还能促进身心健康，但是，如果不注意正确的锻炼方法和技巧，很容易给身体带来一些潜在的风险和损伤。特别是对于普通人来说，错误的锻炼方法反而会增加关节损伤的风险。那么郑小姐的骶髂关节损伤是如何造成的呢？

　　首先，我们来了解一下骶髂关节。

　　骶髂关节是连接骨盆和脊柱的关键部位，它对于身体的稳定性和平衡性非常重要。骶髂关节属于微动关节，只能完成很小幅度的特殊的滑动，这种滑动与骨盆的形状改变相关：人体骨盆有上下 2 个开口，上口的大小取决于左右两侧髂骨翼之间的距离，下口大小取决于两侧坐骨与尾骨的距离。并且上下口的大小是可以改变的，两者是此消彼长的关系——上口扩大则下口缩小，上口缩小则下口变大，这依靠骶髂关节的轻微滑动而产生。当骨盆上口变小而下口变大时，骶髂关节发生的滑动叫回转运动，反之叫反转运动。正常的骶髂关节平均转动不能超过 4°。位移不能超过 2 毫米。这个运动幅度是很微小的，超过这个幅度就可能造成关节损伤。

同时骶髂关节周围的韧带非常强壮。韧带是稳定关节的高强度结缔组织，它们是骶髂关节的"守护神"，守护着骶髂关节。一旦受到强大的外力拉伸变形后，关节将会失去稳定性，容易造成损伤，韧带的本身也很难恢复到最初长度和状态。

那么瑜伽动作如何损伤骶髂关节的呢？

（1）瑜伽锻炼中所谓的"开胯"即髋关节的拉伸动作，虽然可以增加髋关节的灵活性，但开胯需要髋关节深度的外展外旋。为了追求最大的拉伸，往往借助外力向外下压大腿，使大腿过度外展外旋。拉伸的初始是酸爽的，但随着时间的延长，角度的加大，稳定骶髂关节的韧带在强大的外力拉伸下变形，大大挑战了骶髂关节的稳定机制，韧带松弛、关节失稳后，也就意味着损伤可能性加大。

（2）在开胯过程中，随着开胯幅度的增大，髋关节过度外展外旋，会导致骶髂关节上口打开，下口关闭，骶骨后仰，骶髂关节反转幅度增大，骶髂关节的运动也超过了它的微动范围，这就为骶髂关节的损伤埋下"地雷"。

（3）临床上已证实，同一个体左右两侧的骶髂关节形状存在差异，也就是说同一个体的两侧骶髂关节是不对称的，却不会在平时表现出疼痛或者功能障碍。但是在开胯时由于外力的牵拉，造成骶髂关节两侧发生了不对称的运动，这就容易造成骶髂关节的损伤，甚至会造成代偿性的长短腿，出现下腰痛，影响步态。

（4）开胯拉伸的是大腿内侧的内收肌群，内收肌筋膜连接耻骨联合，又与盆底筋膜相连，过度松弛内收肌会导致盆底肌收缩协调异常，造成盆底疼痛。在深度拉伸中身体不可能及时启动内收肌来保护骶髂关节，骶髂关节也就失去了肌肉的保障，导致损伤可能性增加。

（5）开胯中，很多人为了追求开胯角度和坐位的稳定，往往去夹紧臀部、向前顶髋、向前上方卷尾骨，而负责卷尾骨的肌肉——尾骨肌，其作用之一就是使骶髂关节发生反转运动。随着卷尾骨动作的进行，臀大肌就被过度启动发力。臀部肌肉的紧缩，会使骨盆上口扩大，这样就使骶髂关节又被迫加大反转运动，骶髂关节损伤可能性又大大增加。

为了避免骶髂关节损伤，医生建议郑小姐在进行瑜伽锻炼之前，要根据自己的身体情况，掌握正确的练习方法和技巧，做到循序渐进。以下是医生给出的一些建议：

（1）寻求专业指导：作为初学者最好先咨询医生或者瑜伽教练的意见，了解自己的身体状况和合适的练习方法。专业指导可以帮助你避免错误的动作和姿势，降低受伤风险。

（2）力所能及，逐渐增加难度：在练习过程中，逐渐增加动作的难度和强度，不要一开始就尝试过于困难的动作，这样可能会导致身体受伤。应该从简单的动作开始，逐渐提高难度和强度，让身体有适应的过程。

（3）注意身体反应：在练习过程中，要关注身体的反应，如果感觉到不舒服或者疼痛，应及时停止练习，并寻求专业指导。不要勉强自己完成动作，这样可能会对身体造成损伤。

（4）坚持练习：瑜伽锻炼需要长期坚持才能获得效果，但也需要合理地休息和恢复。在练习过程中，应该合理安排练习时间和休息时间，避免过度疲劳和损伤。

总之，瑜伽锻炼对于身心的健康非常有益，但需要注意正确的练习方法和技巧，避免关节损伤或其他身体问题。我们需要通过专业指导和循序渐进的方式，来有效地降低受伤风险，获得更好的练习效果。

（乔蕾　丁珊珊）

# 预防跑步猝死，您走"心"了吗？

近年来，与猝死有关的新闻中，很多都发生在健身、跑步等运动过程中，称为"运动性猝死"。

运动性猝死的最主要原因就是心源性猝死，占运动性猝死原因的81%。出现心源性猝死的最主要原因是心脏突然停止跳动，导致全身组织器官失去了血液供应，最终导致全身多器官功能衰竭而死亡。

心源性猝死为何会更容易发生在跑步过程中？

一方面是存在心脏的器质性病变，如在运动应激状态下，血管斑块破裂的概率大大提高，导致心肌梗死或心律失常。另一方面是运动过量，没有把握好运动的"度"，导致心源性猝死的发生。

如何预防心源性猝死？

远离心脏突然停止跳动的风险，期望您平时做到以下几点：

**1. 定期进行健康检查**

定期做心电图、动态心电图检查、心脏彩超、运动心电图等，定期检查，可以帮助评估心功能，帮助早期发现冠心病等心脏问题。

### 2. 到医院开个"运动处方"

多大的运动强度是安全的、合适的？推荐到医院进行心肺运动试验（图148），在运动前对心肺进行评估。心肺运动试验是一项极量运动测试，能全面反映人体休息及活动状态下心肺功能，是评估心肺功能的"金标准"，能够识别早期心肌缺血，制定出精准、安全的运动处方，降低运动风险。

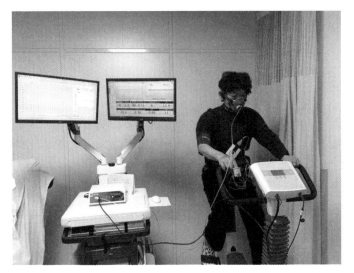

图 148　心肺运动试验

### 3. 选择合适的运动方式

有氧运动具有强度低、有节奏、持续的特点，经常进行小强度的有氧运动可以提高心肺功能，提高运动负荷的阈值，从而提高对各种形式运动的适应能力。常见的有氧运动包括快走、慢跑、骑车、游泳等。除此之外，还可以每周进行 2 次肌肉力量训练，能使身体获益更多。

### 4. 运动前、后要当心

每次运动前需要进行热身运动，主要包括活动关节、拉伸四肢和颈腰部肌肉，当达到身体微微开始出汗就是热身完成的标志，时间一般为 5~15 分钟。然后再进入到正式的运动阶段，一般从低强度运动开始，逐渐增加到适宜的运动强度。运动后，不应立即停止运动，需要进行整理运动，包括缓慢降低运动强度，拉伸四肢等。重要的是，当运动过程中出现任何不适，应立即降低运动强度至完全停止运动，防止继续运动带来的危害。

发生心源性猝死应该如何做?

如果心源性猝死发生在自己身上，若仍有意识，应立即拨打急救电话。如果看到有人突然昏倒，应及时判断其是否还有心跳，如果发现心跳停止，那么很有可能发生了心源性猝死，请立即拨打急救电话，并立即实施心肺复苏（CPR）或自动体外心脏除颤仪（AED），帮助患者恢复心跳。

（刘思宇）

# 学会这儿招，让运动"损友"出局

近年来，健康的理念深入人心，运动这一"良师益友"正雨后春笋般蓬勃发展。但同时运动带来的损伤也愈发普遍，处理不当，就会变成健康的"损友"。

挥汗如雨地运动后身体随之出现酸痛、肿胀等不适感，这是什么？运动损伤，还是普通疲劳，爱运动的你真的能准确分辨吗？今天就让小编带您一起，系统了解什么是运动损伤吧。

运动损伤和普通疲劳，你会分辨吗？

一般而言，普通疲劳仅会出现肌肉痉挛、关节酸痛，导致动作慢、不协调，2~3 天后即可明显缓解。

急性损伤则会出现明显症状，严重时受伤部位会出现皮下出血、关节部位肿胀、活动受限等功能障碍，症状可持续 1~2 周甚至更久。而长期反复劳损和过度使用形成的慢性损伤，恢复时间更长。

我们该如何避免运动损伤，让"损友"出局呢？

（1）运动前要热身。

热身会增加肌肉血流量，使肌肉提前适应运动状态。如果不进行热身，身体突然承受较大的运动量，会使得肌肉不能随着身体的运动及时收缩，导致关节和韧带被迫承受较大的作用力，造成关节损伤、肌肉拉伤等伤害。

（2）注意运动姿势。

正确的运动姿势可以使身体有效的发力，如果运动姿势不正确，会使得身体一些部位受力过大。例如跑步，步幅过大或过小、身体后仰等不正确的姿势会使得肌肉得不到有效的收缩和伸展，很容易造成运动后酸痛，长此以往极易出现慢性损伤。

（3）控制运动强度。

运动时应根据自身可承受范围控制运动的时间和强度，如果超过身体的限度，会使得心率急剧上升，并在运动后产生明显的肌肉酸痛等症状，严重者甚至会由于肌肉受到强力挤压或过度使用出现"肌肉溶解"，甚至危及生命。

（4）运动后拉伸。

运动会使肌肉处于紧张状态，如果不及时拉伸，肌肉会一直处于收缩的状态，运动时产生的乳酸等物质无法快速代谢，会在运动后出现肌肉酸痛等症状。拉伸可以帮助肌肉得到伸展和恢复，缓解肌肉酸痛。

如果发生了运动损伤，我们又该如何处理呢？

急性损伤后，局部发生出血、炎症反应，应即刻冰敷，以消肿止痛。冰敷持续时间一般不超过 20 分钟，每隔 2~3 小时可再次冰敷。急性损伤最初 3~5 天内，当出血控制，没有炎症进一步发生，可交替进行冷敷和热敷。10 分钟冷敷，然后直接 10 分钟热敷。冷敷时血管收缩，转换为热敷后开放血管，大量血液流入受伤区，有利于受损组织修复。

慢性损伤时，通常使用热敷，帮助缓解肌肉紧张、减少疼痛。热敷治疗一般应用 15~20 分钟左右，可用热毛巾或热敷袋进行。

（姚悦）

# 昂首阔步，大步流星，走路也有大学问

有人说："走路是最好的运动"。不过"闲庭信步"式的走路怕是不行的。走路作为运动应该"昂首挺胸大步流星"地走。

大步流星是指走路要达到一定的量，对于缺少运动基础的人，尤其是中老年人，走路是最合适的运动。走路作为运动需要达到一定的量，方才有效。"量"和"效"的统一，是基本的科学原理，没有"量"就不会有"效"。

每次运动应不少于 30 分钟，每周运动不少于 5 次，运动后每分钟心率相当于 170 减去年龄。每次 30 分钟，是对运动量的基本要求，由于健身运动一般皆较缓和，因此需要稍长的时间方能达到锻炼肌肉、增加心肺功能、促进新陈代谢之目的。每周至少 5 次，是说运动是应当坚持不懈方能有效。运动后心率的限定是双向的，太低或运动后"面不改色、心不跳"，说明运动量太小，作用不大。太快，说明运动过于剧烈，"上气不接下气"，身体反而缺氧，对健康无益。这个"170 减年龄"，因人而异，应该说是很科学的，当然，只适用于没有严重疾病的人群。

对于中老年人而言，中等速度走 30 分钟，约为 5000 步，有研究认为每天走路达到 7000 步左右最为合适。因此若是体力较好的人，每天这样走 40~45 分钟，也许更好些，或者在中速行步的过程中断续地做几分钟的快走。

昂首挺胸是指走路保持良好的姿势，行走时应注意上身挺直，上肢自然摆动，迈步均匀有力，脚底着地要实。年龄增大并不意味着一定驼背、弓腰，老年人也要昂首挺胸。

走路昂首挺胸，关键在于校准眼睛、头、下巴、脖子、肩、背、胸、胳膊这 8 个部位。双眼应平视前方 3~6 米处；头要抬起，寻找一种"往上拉"的感觉；下巴与地面平行；脖子要"正"，随身体自然向前移动；双肩保持在同一水平线上；背部得稍稍向后"收拢"；胸一定要挺起；保持上臂自然下垂，胳膊以 30°~45° 的幅度在身体两侧自然摆动。

老年人走路昂首挺胸优点众多。首先，走路昂首挺胸，有利于建立和保持自信、向上的精神状态。其次，走路昂首挺胸可以使肺活量增加 20% 左右，提升肌体摄氧、排出废气的能力，使人不易疲劳。最后，挺胸、直腰的良好姿势可减少腰背酸痛感。

"昂首挺胸、大步流星"地走，每天至少走上 30 分钟，达到心跳快点、出点汗，加上持之以恒，一定有益健康。

（刘思宇　刘洪涛）

## 健康生活

# 环境调整一小步，健康生活一大步

　　无论是在家办公的上班族；还是孜孜不倦上着网课的学生和老师；抑或是以打游戏、看视频来消遣漫漫长假的同学，时间一久是不是有这样的感觉：腰酸背痛脖子僵，甚至手腕及手都出现了麻木疼痛感，浑身上下都不舒服。如果有以上症状，你可能需要做出一些调整。因为，错误的坐姿引起全身关节各种问题。

　　什么是正确的坐姿？

　　正确的坐姿需要主要遵循以下 2 个原则：①没负重。②最省力。具体到各关节主要关注以下几点：

　　（1）头和颈部：

　　双眼目视前方，视线与电脑屏幕顶端（或显示屏的上 1/3 处）保持平行，这样当你需要看屏幕下方的文字或图像时，头部就会自然下垂，不用绷紧着脖子了。需要提醒的是，一定要直视屏幕，不要扭转，上半身，肩部和臀部之间的这种扭转很容易对身体造成压力。

　　（2）臂部和肘部：桌子的宽度要足够

　　职业安全与健康标准建议：肘部最理想的状态是弯曲呈直角，这样前臂能大致平行于地面，不会让坐姿过于劳累。在使用鼠标操作时，右前臂佩戴手串或玉镯，容易引起手臂肌肉紧张，建议去除。

（3）下背部：

可以买 1 个小靠枕放在椅子的靠背下方，能让下背部保持一种自然的 C 字形曲线，避免因没有支撑力导致身体过度摇晃，保护脊柱。

（4）腿部：

膝盖弯曲呈直角是久坐最应该牢记的准则。如果坐在椅子上时，膝盖高于臀部，那么说明这把椅子的位置太低了；而如果膝盖远低于臀部，则说明椅子的位置太高了。职业安全与健康标准建议，最理想的状态是让膝盖的位置稍低于臀部，这样就能让大腿平行于地面、小腿垂直于地面。

（5）双脚：

职业安全与健康标准建议，两脚要平踏地面，使踝关节自然放松。如果两脚总是接触不到地面，重力会让人体脱离自然曲线状态。可以使用踏脚板，或放个鞋盒、几本书垫在脚下，以保持自然状态。

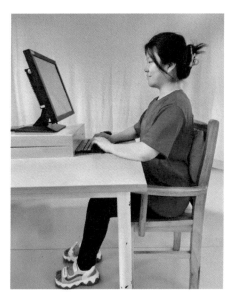

图 149　坐姿示意

如何调整我们的座椅?

（1）站在座椅前，将座位的最高点调校至膝盖下一点点。

（2）椅背的弧度与腰部弧度相贴合，能够平稳支撑腰部。

（3）办公桌的高度与手肘在同一平面；若双脚未能平放地面，应用脚踏，再根据以上原则调整座椅高度。

（黎蒙）

# 改善体态，不盲目跟风，得对症下药

　　驼背是一种较为常见的脊柱变形，排除脊柱侧弯或其他畸形的病理性可能，大多是由于身体前侧的肌肉过于紧张，或后侧背部肌肉无力导致的。如此的不正确姿势会导致胸椎后凸，脊柱是一个整体，往往胸椎后凸可能还合并有头前伸、骨盆前倾的问题。近期"十字棍"疗法在网络上迅速风靡，方法是将木棍交叉放置并卡住，双脚并拢站立，双手侧平举放在一个木棍上，膝盖夹紧，小腿肌肉收紧，大腿肌肉上提，臀部夹紧，收腹挺胸后与形体棍贴合。开始兴起于舞蹈的姿势调整，后来逐渐成为网络上纷纷效仿的调整体态的方法。但很多人只侧重于打开双肩，这就会出现挺胸过度，加重骨盆前倾、头前伸的可能。因此，专家建议不要盲目跟风使用"十字棍"，应该找到专业的医疗机构明确驼背原因，避免延误治疗的最佳时机。

　　其实，"十字棍"只能短暂避免出现胸椎后凸姿势，让使用者被动"抬头挺胸"。但要想彻底改变整体形态，长期维持正确体态的方法是要调整前后不平衡的肌群力量，使之达到平衡的状态。我们可以从姿势教育、紧张肌群牵伸和薄弱肌群加强三方面着手。牵伸颈部前方、胸前肌肉、双肩斜方肌这些较紧张的肌肉，加强上背部及颈后肌肉的力量，在专业的康复医师和治疗师的指导下进行有针对性的主动康复训练。

首先我们通过活动，挤压肩胛骨来进行热身。身体端坐位，脖子直立，膝盖弯曲成90°，双脚平放在地板上。将双肩向后、向内进行挤压，治疗师将手放在脊柱上，引导训练者完成挤压动作，保持3秒，再慢慢放松，重复练习10次。

其次颈后肌肉力量训练，身体端坐位，躯干和脖子直立，下巴水平向后缩，学会后，可以将弹力带从头后绕至前额正中，双手拉紧弹力带的两端，对抗弹力带做下巴水平后缩。

最后是拉伸，主要针对紧张的胸部肌肉。找一个门框或墙壁拐角，以右手为例，右手紧贴门框，前臂弯曲与上臂呈90°，上臂平行于地面，同侧脚向前走一小步，身体前倾向左侧旋转使胸部肌肉有拉伸感。保持30秒，换另一侧重复练习。

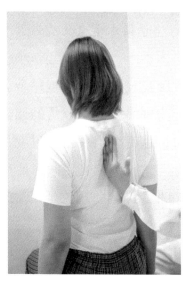
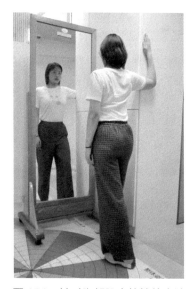

图150　通过挤压肩胛骨热身　　图151　针对胸部肌肉的拉伸方法

对于只是头前引、圆肩驼背的人群首先要改变长期引起不良姿势的工作环境。如将椅子调高，使双手以舒适的角度放置于桌面上，不要出现耸肩的姿势，避免斜方肌的长期紧张。可使用桌面增高架以达到可以双眼平视电脑或书本，坐位时两腿分开端坐，不跷二郎腿，不扭腰坐。督促自己改掉之前错误的生活习惯，养成良好的站姿坐姿，有时间就可以双手背在身后夹紧背部。在看书、办公、走路的时候都要有意识地把身体坐直，背部夹紧，这样就能很有效地预防和治疗驼背。盲目跟风网红产品反而会造成一些错误姿势，所以大家需先明确自身问题，再选择合适的方法。

（潘静娴）

# 千里之行，始于"足"下
## ——如何选一双合脚的鞋？

千里之行，始于"足"下，双足健康至关重要。鞋子虽然是身体的"最底层"，却是双足的"外衣"，与双足一起承担身体的负荷，还能保护双足避免意外伤害。作为人们日常生活中离不开的服饰用品，人们对鞋子不仅有美观与造型的需要，也有舒适与功能的需求。然而，鞋子的功能性和美观性是有一定冲突的，从健康的角度来说，一双好的鞋子要具备舒适性、支撑性、缓冲性和保护性等作用。

为了选择一双合适的鞋子，首先要尺码合适。鞋子的尺码包括鞋号、鞋型两方面。

第一，鞋号是鞋子的内长，是根据脚长选择，一般建议脚趾到鞋尖的距离为1厘米，儿童则可预留稍多一点，一般不应超过1.5厘米。

鞋子的宽度，要根据脚的宽窄、胖瘦以及脚型来选择，一般建议儿童、扁平足的人群选择宽头鞋，以减少鞋体对足趾的摩擦和挤压，另外，鞋型要简单。

第二，鞋底要软硬适中，厚薄合适。过于柔软的鞋子在行走运动的过程中无法给予足踝有力的支撑与保护。鞋底过硬过薄，在行走时足与地面的反作用力会直接回冲到踝、膝关节，影响其减震作用。鞋底过厚则增加足与地面之间的"隔阂"，影响本体感觉容易导致足踝损伤。此外，鞋底还要有防滑的功能。

第三，最好还要选择后跟有支撑且包裹性好的鞋子。

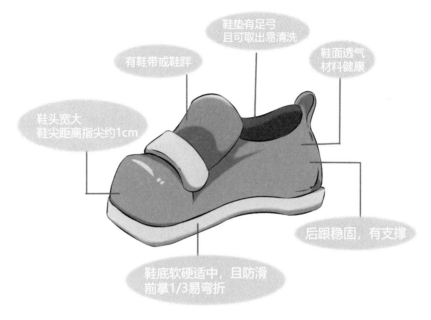

鞋垫有足弓
且可取出易清洗

有鞋带或鞋襻

鞋面透气
材料健康

鞋头宽大
鞋尖距离指尖约1cm

后跟稳固，有支撑

鞋底软硬适中，且防滑
前掌1/3易弯折

图 152　儿童选鞋示意图

对于女性日常穿搭中必不可少的时尚单品——高跟鞋，其鞋底面积过小、鞋跟过细、鞋头过窄都容易在行走的过程中影响足踝的稳定性以及负重时的力线，影响鞋子对足踝的保护性作用。尽管高跟鞋可以改善身高和身材比例，还能帮助展现女性的优雅与魅力，但光鲜亮丽的背后，高跟鞋的危害也不少，如拇外翻、下腰痛、踝关节扭伤等。为了健康，应尽量避免穿着高跟鞋。如果必须穿，请尽量选择宽头、跟高小于3厘米的粗跟或坡跟鞋。同时，穿着高跟鞋站立行走的时间每次应小于3小时。对于职场女性，还可以在办公室准备一双舒适的鞋子，以减少工作中穿着高跟鞋的时间。

对于生长发育的儿童和青少年，在选鞋时要根据足部发育的特点进行选择。婴幼儿期，要宽松、舒适、透气，有时候一双保暖的棉袜就够了；学步期，要避免挤压，保护好娇嫩的小脚丫；学龄前的儿童，从学步期过渡到稳步阶段，足弓慢慢形成，此时选鞋要鞋底软硬适中、鞋头宽敞；对于学龄期儿童和青少年，选择鞋子需要兼顾舒适性和运动性。

在线购物已经常态化的今天，依然建议大家买鞋的时候最好能够现场亲自试穿，并且最好选择下午或者傍晚足部略微膨胀的时候，试穿时一定要适当走动感受一下。

如果遇到两只脚大小不一样的情况，且鞋码差异不明显的情况，请以较大的那只脚为准；如果两只脚的大小已经存在明显的尺码差别，请选择定制鞋或者破费的买下两个尺码。毕竟，"鞋子是否合适，只有脚知道"。

为了走得稳、行得端，呵护好我们的双脚，就从挑选一双合适的鞋子开始吧！

（黄璞峰　潘静娴）